Dr Louis GENEST
de la Faculté de Médecine de Paris

NOUVEAU TRAITÉ

DES

MALADIES DES FEMMES

Leurs multiples causes
Leur soulagement immédiat
Leur guérison radicale

Guide pratique illustré de la Femme moderne

ANATOMIE — FONCTIONNEMENT — LES RÈGLES — MALFOR-
MATIONS — VAGINITES — DÉCHIRURES — DÉVIATIONS —
MÉTRITES — TROUBLES DES RÈGLES — HÉMORRAGIES —
PERTES BLANCHES — FAUSSES COUCHES — FIBROMES —
KYSTES — CANCERS — SALPINGITES — ABCÈS ET PHLEGMONS
DU SEIN — VARICES — ULCÈRES VARIQUEUX — PHLÉBITES —
INSUFFISANCE OVARIENNE — CHLOROSE — ANÉMIE —
COLIQUES HÉPATIQUES — CONSTIPATION — OBÉSITÉ —
PALPITATIONS — HYSTÉRIE — ATTAQUES DE NERFS

▽ ▽ ▽

M. DROUIN, Éditeur
20, RUE DE LA VICTOIRE, 20
(PARIS 9e)

NOUVEAU TRAITÉ

DES

MALADIES

DES FEMMES

Dr Louis GENEST
de la Faculté de Médecine de Paris

NOUVEAU TRAITÉ

DES

MALADIES DES FEMMES

Leurs multiples causes
Leur soulagement immédiat
Leur guérison radicale

Guide pratique illustré de la Femme moderne

ANATOMIE — FONCTIONNEMENT — LES RÈGLES — MALFOR-
MATIONS — VAGINITES — DÉCHIRURES — DÉVIATIONS —
MÉTRITES — TROUBLES DES RÈGLES — HÉMORRAGIES —
PERTES BLANCHES — FAUSSES COUCHES — FIBROMES —
KYSTES — CANCERS — SALPINGITES — ABCÈS ET PHLEGMONS
DU SEIN — VARICES — ULCÈRES VARIQUEUX — PHLÉBITES —
INSUFFISANCE OVARIENNE — CHLOROSE — ANÉMIE —
COLIQUES HÉPATIQUES — CONSTIPATION — OBÉSITÉ —
PALPITATIONS — HYSTÉRIE — ATTAQUES DE NERFS

▽ ▽ ▽

M. DROUIN, Éditeur
20, RUE DE LA VICTOIRE, 20
(PARIS 9ᵉ)

TABLE DES MATIÈRES

Pages.

CHAPITRE PREMIER

Organes génitaux de la femme   7

CHAPITRE II

Fonctionnement des organes génitaux de la femme.   57

CHAPITRE III

Affections des organes génitaux de la femme . . .   70

CHAPITRE IV

Affections des seins   164

CHAPITRE V

Formes spéciales de maladies dépendant du sexe
féminin   176

CHAPITRE PREMIER

Organes génitaux de la Femme

L'espèce humaine ne constitue, dans son ensemble, qu'une infime minorité parmi tous les êtres vivants que les naturalistes groupent dans le genre animal.

Les animaux, comme les végétaux, ne cessent de se reproduire. On dirait même que leur fonction principale est la reproduction et que lorsqu'ils y ont satisfait, les individus n'ont plus qu'à mourir pour laisser la place à leurs enfants.

La reproduction des êtres vivants s'accomplit selon un mécanisme à peu près identique (dans ses grandes lignes, tout au moins) du haut en bas de l'échelle zoologique. Il s'agit toujours d'une cellule qui se divise en deux cellules identiques, lesquelles se divisent à leur tour et ainsi de suite en formant un être nouveau semblable à l'échantillon originel.

Chez les animaux les plus simples, microscopiques, du type des protozoaires, dont chaque individu n'est formé que par une seule cellule, la reproduction n'est qu'un dédoublement perpétuel de la cellule primitive, à tel point que l'on pourrait dire sans exagération, que ces protozoaires sont immortels puisqu'une cellule A se divise deux cellules, B et C absolument identiques à la cellule A et formées intégralement de toute la substance propre de cette dernière qui se répartit en volume égal dans ses deux cellules filles.

Au bout d'un certain temps de cette simple division, on dirait que la substance cellulaire est fatiguée et l'on voit alors intervenir une cellule étrangère mais de même famille, qui s'unit avec une des cellules filles, confond intimement sa substance avec celle de la cellule fatiguée et de cette addition il résulte une cellule neuve plus vigoureuse qui va recommencer à se diviser en cellules identiques selon une progression géométrique et cela à l'infini.

Chez les êtres d'un ordre plus élevé, formés d'une association de plusieurs cellules, ayant généralement chacune une attribution spéciale, la reproduction ne se fait plus par simple division. Une cellule spéciale est chargée de ce travail et comme elle ne peut faire autre chose, on voit les autres cellules travailler pour la cellule reproductrice.

A ce moment de l'évolution zoologique, on rencontre des êtres sans sexe propre, parce que, en réalité, ils contiennent en eux-mêmes tout ce qui leur est nécessaire; des cellules germes capables de se diviser, ainsi que de cellules germes susceptibles de s'unir aux précédentes pour les fortifier.

Si nous regardons plus haut, nous arrivons à des êtres chez lesquels les cellules ont des caractères très différents et se groupent selon leurs ressemblances en organes spécialisés.

Les fonctions reproductrices sont dévolues à deux types d'organes particuliers : un organe contenant les cellules destinées à se diviser, ce sera l'organe femelle; et un organe contenant les cellules de renfort, ce sera l'organe mâle.

Dès ce moment, on rencontre déjà des animaux comme les huîtres ou les escargots, qui sont ce qu'on appelle des *hermaprodites* parce qu'ils sont pourvus, en même temps, d'organe mâle et d'organe femelle.

En nous elevant encore plus haut, nous verrons que plus nous nous rapprochons du type animal le plus parfait, (c'est-à-dire, sans vanité, du type humain), plus l'appareil mâle et l'appareil femelle se diversifient et se séparent.

Dès lors, apparaissent les deux sexes.

Pour la reproduction de l'espèce, l'organe femelle produit des cellules spéciales. Il est d'usage d'appeler l'organe en question un *ovaire* et les cellules qu'il engendre sont nommées les *ovules*.

L'organe mâle est désigné sous le nom de *testicule* et les cellules germes qu'il produit : des *spermatozoïdes*.

Chez les vertébrés inférieurs, du genre poisson, les femelles pondent périodiquement leurs ovules dans des endroits où l'eau est calme. Les mâles viennent ensuite déverser sur ceux-ci un liquide chargé de cellules — germes mâles —, celles-ci peuvent aborder les ovules, s'unir à eux, se fusionner complètement, d'où il résulte un œuf fécondé, point de départ d'une division cellulaire qui ne s'arrêtera qu'à l'achèvement parfait d'un petit être nouveau identique à ses parents.

Chez les vertébrés plus perfectionnés, les oiseaux par exemple, les produits de la conception des deux sexes ne peuvent être abandonnés au dehors sans péril. Il est nécessaire que le mâle vienne apporter dans le corps de la femelle son liquide fécondant à proximité de l'ovule avant que celui-ci ne soit expulsé.

On remarque que l'orifice sexuel des deux sexes débouche dans une cavité unique où aboutissent en même temps les matières fécales, l'urine et qu'on appelle un *cloaque*.

Alors que chez les êtres plus perfectionnés, l'appareil sexuel mâle prend des formes de plus en plus adaptées aux fonctions, l'appareil sexuel femelle reste longtemps un cloaque et il faut arriver à des types zoologiques tout à fait supérieurs pour rencontrer une cavité spécialisée afin de recevoir le liquide fécondant. Cependant cette division n'est jamais parfaite puisque, chez la femme, l'œuvre la plus parfaite de la nature jusqu'ici, s'il existe une cloison très nette séparant l'orifice de sortie des matières fécales de l'excavation génitale, les limites sont beaucoup moins tracées en ce qui concerne l'orifice des urines.

L'appareil génital de la femme est entièrement contenu dans la cavité du bas-ventre que l'on appelle : *cavité pelvienne*, entre le rectum et la vessie. Il comporte : 1° un *ovaire*, producteur des cellules germes, des *ovules*; 2° un conduit qui s'ouvre dans le voisinage de l'ovaire et débouche dans un organe musculeux, extensible, destiné à abriter les produits de la conception. Ce conduit se nomme *la trompe*, *trompe de Fallope* ou *oviducte*.

L'organe dans lequel l'embryon se développera a reçu le nom d'*utérus* ou *matrice*. Il est percé d'un orifice qui s'ouvre dans une excavation profonde adaptée pour recevoir l'organe sexuel mâle et recueillir les cellules germes mâles : *le vagin*.

Le vagin s'ouvre au dehors par un orifice : *la vulve*.

Un certain nombre de glandes au rôle accessoire sont réparties, en annexes, tout le long de ces organes principaux.

Nous allons passer en revue les différentes portions de l'appareil génital féminin.

Il serait impossible de rien comprendre à ces nombreuses maladies dont souffrent les femmes, sans une connaissance approximative de l'anatomie de ces organes et de leur fonctionnement.

La femme, spécialement construite pour engendrer les enfants, est aussi normalement adaptée pour fournir le lait nécessaire aux nouveau-nés. Il faudra donc étudier aussi l'anatomie des mamelles ou seins et leur fonction *galactogène*.

On ne peut prétendre avoir une notion quelque peu exacte des maladies d'un organe et des troubles d'une fonction que si l'on a des notions de l'état et du fonctionnement normal.

Ovaires. — Galien appelait les deux glandes femelles : *testes mulieres* (testicules de femmes).

Il existe normalement deux ovaires : à l'autopsie on a trouvé des sujets présentant des ovaires en surnombre ou, au contraire, mais très rarement, une absence totale. On rencontre plutôt un ovaire unique, mais en ce cas son volume compense le défaut de l'autre glande.

On peut dire, en moyenne, qu'un ovaire de jeune femme a la grosseur d'une amande ; il pèse environ sept grammes ; il est d'une consistance ferme rappelant celle du globe de l'œil ; il est d'une teinte rose, rougeâtre, beaucoup plus vive au moment des règles.

Chez la fillette, il est blanc rosé; chez la femme âgée, il blanchit, se ratatine et durcit.

Il est difficile de dire l'orientation exacte des ovaires car ce sont des organes très mobiles par suite de leur moyen d'attache.

Ils sont situés de part et d'autre de l'utérus, dans le bas-fond du petit bassin, de chaque côté et à environ deux centimètres en avant du rectum.

Il est possible de les sentir au travers des parois d'un ventre peu chargé de graisse, mais il faut appuyer fortement. On les sent aussi en introduisant un doigt dans le vagin. On doit les chercher sur un point correspondant au milieu d'une ligne joignant la pointe de la hanche au milieu de cet os qu'on appelle le pubis et qui forme un plan résistant sous la peau couverte de poils, à l'entre-croisement de la naissance des cuisses.

Intérieurement, le ventre est tapissé par un feuillet membraneux double, très mince et transparent, infiltré de graisse, connu sous le nom de *péritoine*. Le péritoine fait comme une sorte de vernis étalé sur tout l'intérieur du ventre, puis appliqué sur toute la masse des intestins.

L'ovaire est recouvert par le péritoine tout au moins sur sa face supérieure. Il adhère intimement à un repli du péritoine qu'il soulève comme une draperie posée sur un chevalet, qu'on appelle l'aileron postérieur du ligament large. Trois faisceaux musculaires peu tendus concourent à le fixer. Ce sont : les *ligaments utéro-ovariens* (de l'utérus à l'ovaire) *ligaments tubo-ovariens* (de la trompe à l'ovaire) et le *ligament lombo-ovarien* (de la région lombaire, communément appelé les reins ou râbles, à l'ovaire).

Cette mobilité de l'ovaire lui permet d'accompagner l'utérus dans ses changements de formes et de positions, au moment de la grossesse par exemple.

Chez la très jeune fille qui n'est pas encore réglée, la surface de la glande est lisse et unie. Chez la femme qui a eu son retour d'âge, cette surface est au contraire plissée, ridée comme un noyau de pêche.

Si l'on coupe un ovaire en deux moitiés, on voit qu'il est constitué par une masse d'une substance rouge-vif où l'on reconnaît un très grand nombre de vaisseaux sanguins, enveloppée, presque de toutes parts, par une couche constituée d'un grand nombre de menus grains de dimensions variables revêtus d'une membrane.

Ces grains sont les *ovisacs* ou *follicules de De Graaf.* On ne les trouve qu'à la périphérie de l'ovaire, fixés par une espèce de ciment selon un dispositif qui rappelle la constitution d'un épi de maïs. Ils sont de dimensions diverses, en rapport avec le degré de développement de l'ovule qu'ils contiennent.

On distingue des follicules jeunes *primordiaux,* des follicules *en voie de croissance,* et des follicules mûrs ayant atteint leur complet développement : *follicules adultes.*

Les follicules primordiaux sont alignés sur une ou deux rangées. Leur nombre est considérable.

D'après les calculs de Sappey, on en compte quatre cent mille environ, pour chaque ovaire, sur une fillette de trois ans. On voit, d'après cela, que si tous les ovules étaient fécondés, une femme pourrait avoir un minimum de huit cent mille enfants. Chaque follicule jeune contient en effet un ovule, une cellule très petite, comprise dans une enveloppe mince.

Un grand nombre de follicules n'évoluera jamais, beaucoup même disparaîtront et leur

Organes génitaux. — Femme.

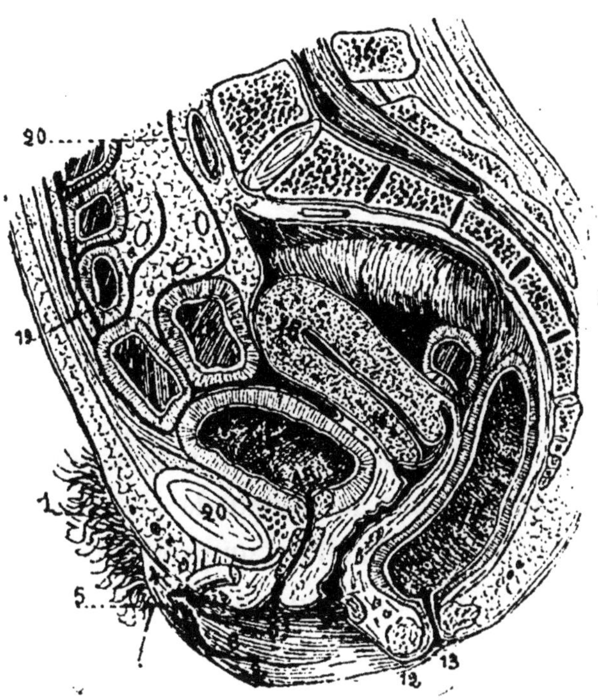

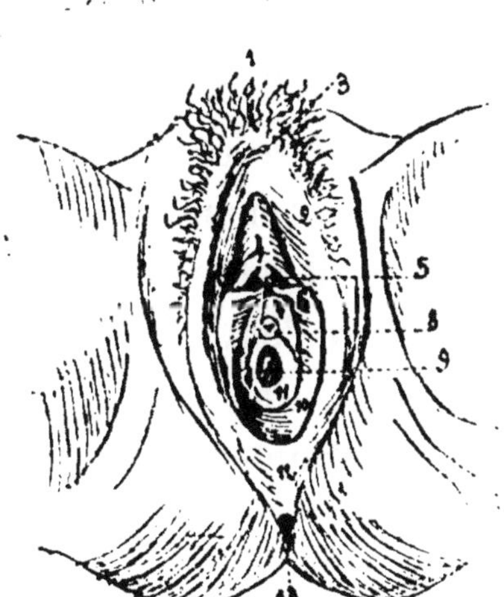

1. Pénil ou mont de Vénus.
2. Grandes lèvres.
3. Commissure antérieure de la vulve.
4. Capuchon du clitoris.
5. Clitoris.
6. Petites lèvres,
7. Vestibule.
8. Méat urinaire.
9. Ouverture du vagin.
10. Fosse naviculaire.
11. Hymen.
12. Périnée.
13. Anus.
14. Vessie,
15. Urètre.
16. Corps de l'utérus.
16. Avec son col.
17. Ampoule rectale.
18. Coupe de l'anse pelvienne du côlon.
19. Intestin grêle.
20. Veine iliaque primitive gauche.

nombre diminue en même temps que la femme prend de l'âge. Lorsque le follicule doit évoluer vers la maturation, l'enveloppe de l'ovule se resserre, devient granuleuse, puis se fissure intérieurement au point de constituer une cavité continue, relativement vaste, entourant l'ovule qui offre alors l'image d'une noisette, si l'on veut me permettre une comparaison familière.

Cette figure n'est cependant pas exacte, car l'ovule n'est jamais libre au milieu de la cavité comme l'est par exemple la bille d'un grelot. Il est toujours adhérent en un point comme un pois dans sa gousse. En outre la cavité est remplie de liquide.

Quand il est arrivé à ce point, le follicule de De Graaf a beaucoup grossi, il atteint son développement complet, on peut le voir à l'œil nu puisqu'il a de deux à trois millimètres de diamètre, ce qui représente le volume d'un grain de riz. On en a signalé qui mesuraient dix millimètres. Il fait saillie à la surface de l'ovaire dont il soulève l'enveloppe. Au point culminant, cette enveloppe s'amincit et se déchire un jour, par suite de l'augmentation de volume du follicule. L'ovisac éclate, laisse échapper son liquide et l'ovule se détache de l'ovaire.

Voilà le phénomène qu'on appelle la *ponte ova-rique* et qui se produit périodiquement. Coïncide-t-il avec l'apparition des règles? A-t-il lieu avant ou après? on ne sait pas. La question n'est pas encore élucidée; elle prête toujours à discussions.

En général, il n'éclate à chaque fois qu'un nombre de follicules correspondant au nombre habituel des petits d'une portée selon l'animal en étude.

Aussitôt après l'expulsion de l'ovule, l'enveloppe du follicule se flétrit, se charge de graisse. Il se forme une masse graisseuse entourée d'une coque fibreuse, que l'on appelle le *corps jaune*. Les corps jaunes sont donc des vestiges cicatriciels de la vésicule de De Graaf. Ils s'atrophient peu à peu, disparaissent et ne laissent à leur place qu'une petite cicatrice indélébile. On a remarqué que les corps jaunes avaient leur utilité; ils éla-borent certaines substances encore mystérieuses mais actives, dont on se sert actuellement en méde-cine. Ils jouent un rôle certain pendant la gros-sesse. Ils persistent pendant tout le temps néces-saire au développement fœtal et ne disparaissent qu'après l'accouchement.

Chaque ovaire reçoit son sang de l'artère ovarienne, un petit vaisseau provenant de l'artère aorte, qui chemine entre les feuillets du ligament large, donne des branches aux trompes et se termine en s'unissant à plein canal, bout à bout, avec une autre artère provenant de l'artère utérine. L'ovaire est entouré de la sorte par une arcade de vaisseaux sanguins continue d'où partent, en grand nombre, des petits rameaux contournés en tire-bouchon qui pénètrent dans l'intimité de la glande. Un tel dispositif est très heureux puisqu'une artère peut se boucher sans pour cela que l'ovaire soit privé de sang.

Je suppose que tout le monde sait aujourd'hui que les artères apportent du sang frais aux organes et que ce sang, après son utilisation, est renvoyé, chargé d'impuretés, au cœur, par le moyen des veines.

Les veines se rassemblent au centre de l'ovaire et forment un réseau très riche, très serré qui aboutit enfin, à gauche, dans la veine qui sort du rein gauche, à droite, dans la veine-cave inférieure.

L'ovaire est richement pourvu de filets nerveux, c'est ce qui explique sa sensibilité et les coliques dont se plaignent les femmes quand il se passe par là quelque chose d'anormal.

Il y a aussi des vaisseaux lymphatiques qui aboutissent dans les ganglions au contact des reins. Ce détail a son importance et explique pourquoi une infection de l'ovaire peut remonter dans le ventre et retentir dans la région des reins.

Mais les ovules mis en liberté tombent-ils au hasard dans le ventre? Oui, bien souvent, car il n'y a aucun conduit pour les amener dans les trompes. Cependant cela se produit beaucoup plus rarement qu'on ne croirait, car le péritoine, qui recouvre l'ovaire et toute la masse interne des organes génitaux féminins, offre des replis qui, comme des gouttières, conduisent l'ovule vers la trompe où il est recueilli à l'embouchure par la formation anatomique que je vais décrire.

Trompes de Fallope. — Les trompes de Fallope, trompes utérines, ou *oviductes*, sont deux conduits symétriques partant chacun du voisinage d'un ovaire pour aller à l'encontre l'un de l'autre. Ils sont unis par un organe médian impair : l'*utérus.*

L'utérus, que nous allons étudier tout de suite, vu avec les trompes, rappelle si l'on veut la forme d'une tête de bœuf en réduction, privée d'oreilles.

Les trompes occuperaient la place des cornes, on voit donc qu'elles sont situées dans un plan horizontal. Elles décrivent dans ce plan, chacune une crosse dont l'extrémité est dirigée vers le rectum.

Le rôle des trompes est de recueillir les ovules libérés au moment de la ponte ovarienne, pour leur offrir une canalisation les conduisant directement jusque dans l'utérus.

Ce sont deux organes très mobiles de la grosseur environ d'un crayon. Chaque trompe mesure, en moyenne, douze centimètres de long avec un diamètre de quatre millimètres. L'extrémité libre qui regarde l'ovaire est un peu plus grosse que le point de débouché dans l'utérus.

Fallope comparait ce conduit à une trompette du modèle des tubas romaines. En effet, l'extrémité libre s'étale en entonnoir, c'est d'ailleurs pourquoi on l'appelle le *pavillon* de la trompe.

L'analogie n'est pas très exacte car le pavillon ressemble à une fleur dentelée, espèce de chrysanthème aux nombreux sépales connus sous le nom de *franges du pavillon*. Chaque frange mesure environ de dix à quinze millimètres. Il y en a une dizaine. La plus inférieure, qui est en même temps la plus proche de l'ovaire, est plus longue que les autres; elle sert de point d'attache à un ligament qui est fixé d'autre part sur l'ovaire : *le ligament tubo-ovarien.*

Au centre du bouquet de franges, il y a une dépression en entonnoir qui est l'ouverture du canal dont chaque trompe est perforée dans son axe.

Il y a là un détail anatomique absolument unique dans l'organisme d'un point de communication directe entre le péritoine et l'extérieur.

La trompe est comprise, comme l'ovaire, entre les feuillets du ligament large.

En fait, chaque trompe est un tube creux tapissé d'une muqueuse plissée dans le sens longitudinal, on peut comparer cela au canon d'un fusil rayé.

Cette disposition plissée est pratique, on le voit, pour faciliter la migration de l'ovule. Mais cela ne suffirait pas. Le déplacement est sous la dépendance d'un revêtement muqueux, surmonté d'une infinité de toutes petites villosités lui donnant l'aspect d'une étoffe de velours. On sait que le velours est recouvert comme de menus poils implantés à la façon d'une brosse. En anatomie les muqueuses de ce genre sont dites munies de *cils vibratiles.* Ces cils sont agités d'un mouvement continu comparable aux ondulations des épis dans un champ de blé agité par la brise. Le mouvement a toujours lieu dans le même sens. Dans les trompes, les cils vibratiles se meuvent de l'ovaire vers l'utérus, ils aident donc l'ovule à progresser.

L'Utérus. — L'utérus est plus connu dans le public sous le nom de matrice. C'est le creuset que la nature utilise pour le mystérieux travail de la reproduction des êtres.

Il remplace le nid dans lequel l'oiseau dépose ses œufs et les couve. C'est un sac musculaire à parois épaisses qui abrite l'ovule pondu et lui offre toutes les conditions de chaleur voulues ainsi que les liquides nécessaires à son développement. L'œuf fécondé y évolue, grossit jusqu'au moment où le fœtus arrive à terme.

L'utérus se laisse distendre considérablement quand on pense qu'il mesure soixante-six millimètres sur quarante et un de large chez les jeunes filles qui n'ont jamais eu d'enfant et qu'il atteint facilement trente-trois centimètres de haut et trente centimètres de large quand il contient un enfant à terme.

L'utérus normal pèse de quarante à cinquante

grammes. Chez les femmes qui ont eu plusieurs enfants, il reste généralement plus gros, mesure soixante-dix-sept millimètres de long sur cinquante de large pour un poids moyen de soixante à soixante-dix grammes.

Organe musculaire, il a la consistance d'un muscle épais sur le vivant. Rappelons que les muscles sont ces masses de chair qui recouvrent les os, vulgairement appelées la viande chez les animaux de boucherie. Sur les cadavres, les muscles durcissent; l'utérus durcit également et prend la consistance d'un cœur de mouton.

C'est donc, comme on dit, l'organe de la *gestation* (fécondation de l'œuf et développement de l'embryon) et de la *parturition* (expulsion du fœtus). C'est lui qui entre en contractions lorsque l'enfant est à terme et dont l'action, extrêmement puissante, pousse le nouveau-né et le force à sortir en passant par ce défilé si étroit formé par les voies génitales à l'intérieur des os des hanches.

L'utérus existe chez tous les êtres dont les œufs ont besoin pour se développer de rester dans le ventre maternel, sinon il est absent. Tous les animaux qui pondent des œufs pouvant se suffire à eux-mêmes, n'ont pas d'utérus; c'est le cas des reptiles, des poissons, des batraciens et des oiseaux.

Placés au milieu et dans le bas fond de la cavité pelvienne, à peu près exactement au centre entre la naissance des jambes et le bas-ventre, on l'a comparé à une poire renversée dont le gros bout regarderait en haut et en avant et le bout plus étroit serait dirigé en bas dans la direction du rectum. Il est un peu aplati d'avant en arrière. Suspendu comme sur un hamac attaché sur tout le pourtour intérieur de la base du bas-ventre, il est assez mobile. On lui distingue une partie renflée contenue dans le ventre où viennent s'aboucher les trompes : c'est ce qu'on appelle le *corps de l'utérus*. La partie plus petite, cylindrique, au dessous du corps, fait saillie dans la cavité sexuelle appelée le vagin. C'est ce qu'on appelle le *col de l'utérus*. Entre le corps et le col on voit un sillon de démarcation, très net chez l'enfant, appelé : l'*isthme*. Chez l'adulte, l'isthme est complètement effacé, ce qui fait que l'utérus ressemble plus à une toupie qu'à une poire.

Dans la nature, beaucoup d'animaux ont deux utérus accolés par exemple : le lapin, l'écureuil, etc... les marsupiaux ont même deux vagins. Dans l'espèce humaine, l'utérus est un organe unique qui peut être très atrophié mais dont l'absence est absolument exceptionnelle. On rencontre bien plus fréquemment l'anomalie d'un utérus double, utérus séparé en deux par une cloison médiane ou encore dont le fond se divise en deux cornets (utérus bifide, utérus bicorne), on voit aussi en même temps le vagin cloisonné en deux parties voisines.

Indépendammant du plancher pelvien, hamac musculaire qui le soutient, l'utérus est fixé par six ligaments dont les plus importants sont les deux ligaments larges, simples replis du péritoine disposés comme une cloison tranversale, séparant le bas-fond du bassin en deux loges distinctes : en avant une loge pour la vessie, en arrière, une autre pour le rectum.

Entre les deux feuillets accolés des ligaments larges circulent les artères ovarienne et les artères utérines qui, nous l'avons vu, s'unissent l'une à l'autre.

Avec les ligaments larges, l'utérus est maintenu par les deux ligaments ronds, l'un droit, l'autre gauche ; ce sont deux cordages à peu près cylindriques, longs de douze à quatorze centimètres, épais de cinq millimètres, qui naissent de chaque côté de l'utérus dans l'angle formé par la trompe au point où elle aborde l'utérus. Ils sont tendus obliquement en avant et vont se fixer, de part et d'autre, devant le pubis après avoir passé par un interstice musculaire perforant, au ras de l'os, la paroi de l'abdomen et qu'on appelle le *canal inguinal*. Leur terminaison se fait par un véritable épanouissement de fibres dans l'épaisseur de ce matelas graisseux couvert de poils qui termine en pointe le bas du ventre.

Les ligaments ronds soulèvent le péritoine et font deux replis qui entourent la vessie dans leur concavité.

Bien que peu épais, ils sont très résistants. Ils supportent sans se rompre jusqu'à six cents grammes de tension. Ils sont formés de fibres réunies en cordon et accompagnés chacun d'une artère et de veines. Ces dernières vont s'étaler sous la peau et s'unir aux veines de la paroi abdominale et des grandes lèvres (voir plus loin). Il y a aussi des vaisseaux lymphatiques qui se déversent dans les ganglions de l'aine, c'est pourquoi l'inflammation de l'utérus peut s'accompagner de l'apparition de petites glandes dans les plis de l'aine.

L'utérus est encore fixé par deux ligaments
utéro-sacrés qui vont s'attacher au sacrum, tout
à fait dans le bas-fond de la cavité du ventre. Ces
ligaments soulèvent le péritoine, formant deux
replis horizontaux taillés en lames de faux, embras-
sant le rectum. Il y a là, entre ces replis, l'utérus
en avant et le rectum en arrière, un bas-fond en
cul-de-sac, profond de quatre ou cinq centimètres,
qu'on appelle le cul-de-sac de Douglas, le point le
plus déclive du corps humain. Un doigt introduit
dans la cavité vaginale, poussé dans le fond entre
le col de la matrice et le rectum, perçoit nettement
le cul-de-sac de Douglas à travers la paroi du
vagin. Retenir ce détail anatomique extrêmement
important et dont nous aurons à reparler souvent
quand nous expliquerons les maladies des femmes.
On comprend que tout liquide contenu dans le
ventre et surtout des amas de pus, comme il peut
s'en produire au cours de certaines maladies des
organes génitaux féminins, viennent naturellement s'amasser dans ces cavités formées par les
ligaments soulevant le péritoine.

La position normale de l'utérus, dans le corps
humain, n'a pu encore être déterminée malgré
les travaux nombreux qui ont cherché à l'établir.

Il semble ressortir des conclusions de tous ceux qui ont étudié la question que l'utérus est légèrement courbé en avant, couché sur la vessie et que son axe principal irait d'avant en arrière obliquement. Cet organe est tellement mobile qu'il est, pour ainsi dire, en équilibre instable, et que sa position varie selon que la vessie ou le rectum sont pleins ou vides.

Le col utérin représente un fragment de cylindre dont la partie libre dans le vagin se termine par une surface en dôme.

Tout autour du col s'insère la paroi du vagin (voir plus loin).

La portion saillante est perforée à son sommet par un orifice qui lui donne une apparence telle que les anatomistes l'appellent par comparaison : le *museau de tanche*. Nous verrons qu'avec un instrument spécial, appelé *spéculum*, le médecin peut regarder le museau de tanche à l'œil nu, il a encore la ressource de l'explorer en le touchant du bout du doigt. Le museau de tanche n'a pas la même forme chez toutes les femmes.

Chez une *nullipare* c'est-à-dire, une femme qui n'a jamais eu d'enfant, l'orifice représente un simple trou circulaire. Chez une *multipare* c'est-à-dire, une femme qui a eu plusieurs enfants, l'orifice est une fente transversale dont les bords sont plus ou moins bourgeonnants aussi est-il habituel de considérer au museau de tanche : une lèvre antérieure et une lèvre postérieure.

L'ouverture en question donne entrée à l'intérieur de l'utérus qui, chez une femme en période normale, c'est-à-dire, non fécondée, est perforé d'une longue galerie médiane remontant verticalement dans le milieu jusqu'au fond de l'utérus. A sa terminaison, il bifurque en deux galeries latérales qui s'écartent l'une de l'autre à peu près horizontalement et aboutissent au canal des trompes de Fallope. Sur une coupe, cette galerie dessine plus ou moins un Y majuscule dont les deux branches supérieures correspondent avec les trompes et la branche inférieure parvient au vagin.

C'est ce qu'on appelle la cavité cervicale, cavité qui, à l'état normal, laisse passer à peine une tige grosse comme une aiguille à tricoter des bas et qui, sous l'influence d'un œuf en gestation, se distend comme un ballon de caoutchouc que l'on gonfle.

La paroi antérieure et la paroi postérieure se montrent tapissées d'une saillie longitudinale sur laquelle se branchent des saillies latérales obliques, comme les nervures d'une feuille.

La cavité utérine mesure environ cinquante à cinquante-cinq millimètres chez la nullipare, quarante-cinq millimètres, même, chez la vierge, tandis que chez la multipare elle atteint soixante-cinq millimètres.

La masse principale de l'organe est encore appelée le muscle utérin. Ce muscle est tapissé extérieurement, par le péritoine qu'il soulève comme un poing fermé supportant une draperie, et intérieurement, par une couche d'un tissu muqueux, c'est-à-dire d'un tissu semblable à celui qui tapisse l'intérieur de la bouche. Cette muqueuse continue directement la muqueuse des trompes. Blanche, rosée, elle est très adhérente à la couche musculaire. Normalement sa surface est lisse, unie, enduite d'une légère mucosité transparente, très peu abondante, comme celle qui recouvre l'intérieur des fosses nasales chez une personne bien portante. Cette mucosité est sécrétée par une infinité de menues glandes dont ont aperçoit les orifices, qui ressemblent à de petites piqûres d'épingles. Cette muqueuse est recouverte également de cils vibratiles animés d'un mouvement continu dans un sens allant du fond de l'utérus vers le museau de tanche.

En s'approchant du col, la muqueuse prend une couleur grise, jaunâtre et perd ses cils.

Le muscle utérin reçoit son sang par trois artères importantes, principalement par les artères utérines que l'on trouve, une de chaque côté, suivant un trajet flexueux et qui vont s'aboucher à plein canal, comme je l'ai déjà dit, dans l'artère ovarienne.

Sur tout le pourtour de l'organe existe un réseau très abondant, une véritable couche de veines qui se rendent dans les veines voisines. Les vaisseaux lymphatiques aboutissent à des ganglions dont les uns sont situés dans la région lombaire, les autres dans les aines, etc...

Il existe dans l'utérus un important réseau nerveux, ce qui explique les douleurs et les coliques ressenties en cas de malaises de l'organe.

Vagin. — Le vagin est un conduit intermédiaire entre le milieu extérieur et l'utérus. Habituellement c'est une cavité virtuelle. L'intérieur d'un ballon de caoutchouc non gonflé représente une cavité virtuelle, qui devient une cavité réelle quand on introduit à l'intérieur une substance quelconque qui repousse les bords. Le vagin, dont les parois

sont habituellement en contact, est une cavité virtuelle qui devient une cavité réelle quand elle est
élargie par le fœtus au moment de l'accouchement
ou par l'organe sexuel mâle ou par quelques
manœuvres médicales.

Le vagin a pour principale fonction de permettre
l'accouplement en vue de la procréation ; acces-
soirement il livre passage au sang des règles et au
nouveau-né.

Situé entre la vessie et le rectum, il est solidement
fixé à tous les organes qui l'entourent.

Son axe principal a une direction variable suivant
les sujets. En moyenne, on peut dire qu'il n'est
pas rectiligne mais légèrement courbe avec une
direction oblique d'avant en arrière et de haut en
bas qui se rapproche de la verticale quand la femme
est debout.

En son état habituel, il est comme aplati d'avant
en arrière ; sur une coupe tranversale, sa fente
rappelle la forme de la lettre H majuscule. A son
orifice externe, la fente vaginale change de direction, se met dans le sens de la vulve, s'aplatit
tranversalement et se dirige alors d'avant en
arrière.

Le vagin mesure en général de six à sept centimètres de profondeur, de la vulve au sommet du col ; il est par conséquent plus court que l'organe sexuel masculin dans l'état de rigidité nécessaire pour perpétrer l'union fécondante. Exceptionnellement, on a mesuré des vagins ayant de douze à quatorze centimètres de profondeur ; par contre, il est très fréquent de rencontrer des femmes pour qui le jeu de l'amour est pénible parce que leur vagin mesure à peine quatre à cinq centimètres.

L'orifice vaginal, étroit à la vulve, s'élargit en profondeur ; ses parois sont très extensibles : on peut y introduire des corps étrangers volumineux, la tête d'un enfant y passe sans rien déchirer, et, en cas d'accouchement, le médecin y introduit au besoin, sans difficulté, sa main et son avant-bras.

Il est séparé de la vessie en avant par une cloison vésico-vaginale, et du rectum en arrière par la cloison recto-vaginale, dans l'espace où ne descend pas le cul-de-sac de Douglas. Il est tapissé d'une muqueuse plissée de nombreuses rides très saillantes, à direction transversale, s'épaississant sur la ligne médiane au point de former en avant et en arrière un petit bourrelet saillant vertical : *les colonnes du vagin.*

Ces rides tendent à disparaître avec l'âge ; très

nombreuses et très marquées chez les jeunes enfants, elles sont à peu près inexistantes au moment du retour d'âge.

L'extrémité supérieure du vagin s'attache en se terminant, sur le pourtour du col utérin en laissant la saillie du museau de tanche. Il y a là, dans ce fond, une sorte de rigole qui entoure le col, plus accentuée en arrière qu'en avant et qu'on a l'habitude d'appeler les *culs-de-sac*. En arrière, le *cul-de-sac postérieur*, le plus profond, est souvent désigné sous le nom de *cul-de-sac de Douglas*, par extension inexacte de la dénomination du cul-de-sac recto-vaginal que le doigt du médecin va palper en cet endroit. Pour le reste, on parle de *cul-de-sac antérieur* et de *culs-de-sac latéraux*.

Le cul-de-sac antérieur est peu profond, le doigt va y explorer la face profonde de la vessie.

Les culs-de-sacs latéraux permettent de sentir, au travers de leurs parois, les battements des artères utérines; mais il faut appuyer fortement car celles-ci sont situées à quinze millimètres au-dessus de la voûte du vagin.

Les parois vaginales sont formées par une tunique musculaire susceptible d'entrer en contractions, recouverte intérieurement d'une muqueuse épaisse, très résistante mais aussi très élastique, de la couleur de l'intérieur de la bouche. Au moment des règles, et surtout de l'accouchement, cette teinte s'accentue, devient plus rouge et même violette. Dans la muqueuse on ne rencontre aucune glande. L'humidité qui règne dans le vagin provient des mucosités déversées par l'utérus et d'une sorte de suintement de la muqueuse.

Il y a tout autour un grand nombre d'artères, de veines et de lymphatiques, ainsi que beaucoup de filets nerveux.

Vulve. — On appelle vulve l'orifice inférieur du vagin. On groupe dans cette région la description de l'ensemble des organes génitaux externes de la femme.

Entourée par deux muscles disposés comme des anneaux, la vulve est une saillie ovale, à grand axe dirigée d'avant en arrière, depuis le bas du ventre, jusqu'au périnée, donc un peu en avant de l'anus et encadrée de chaque côté par la face interne des cuisses.

Pour examiner les détails anatomiques de la

vulve, il suffit de regarder une femme couchée sur le dos tenant ses cuisses écartées.

Autour d'un orifice, d'une fente longitudinale, on aperçoit quatre replis de la peau, disposés symétriquement, deux de chaque côté, que l'on a comparés à des lèvres.

A la partie la plus basse du ventre, à la naissance des cuisses, on sent, sous la peau, un plan osseux très résistant que l'on appelle *le pubis*, espèce de promontoire faisant partie de la ceinture osseuse continue, nommée *ceinture pelvienne* ou *os du bassin*, qui sert de point d'implantation aux articulations des hanches.

Ce plan osseux, peu sensible chez les sujets ayant un embonpoint normal, apparaît comme recouvert d'un peloton graisseux qui soulève la peau. Il en résulte une voussure plus ou moins saillante et arrondie, appelée : *pénil* ou *mont de l'énus*, s'élevant comme un petit monticule interposé à l'intersection de deux vallées : *les plis de l'aine*.

Glabre chez le jeune sujet, le mont de Vénus se couvre, chez l'adulte, de poils raides et frisés de la même couleur que les cheveux.

A partir du mont de Vénus, s'engageant entre

les cuisses, on remarque deux bourrelets de peau
gonflés de graisse, ayant environ sept centimètres
de long sur deux ou trois centimètres de large
pour quinze à vingt millimètres d'épaisseur, enca-
drant de part et d'autre la fente vaginale à laquelle
ils donnent l'aspect de l'orifice de certains coquillages des tropiques ; ces deux bourrelets sont les
grandes lèvres. Elles sont appliquées l'une contre
l'autre par leur face interne plus ou moins plane
et dépourvue de poils. En haut, leur union se fait
en angle aigu et leur relief se perd insensiblement dans le mont de Vénus. En bas, elles
s'abaissent et se perdent à la surface du périnée :
leur ligne d'union décrit une sorte de courbe à
concavité supérieure, connue sous le nom de *fourchette* ou *commissure postérieure*. En anatomie,
ce qu'on appelle commissure, c'est la jonction en
angle fermé de deux replis de la peau, c'est ainsi
qu'on parle d'une commissure labiale (à l'angle des
lèvres), d'une commissure palpébrale (à l'angle des
paupières), etc. La commissure vulvo-vaginale
postérieure entoure une petite dépression en godet
bordant le vagin, nommée la *fossette naviculaire*.

Les grandes lèvres sont épaisses, fermes, résistantes, appliquées l'une contre l'autre, elles ferment l'orifice vaginal chez l'enfant et les sujets jeunes.

Chez les femmes amaigries, âgées, ou fatiguées par plusieurs grossesses, les grandes lèvres sont minces, on en voit même qui pendent flasques et flétries comme de simples replis de peau, laissant entre elles l'ouverture du vagin entrebaillée.

Les grandes lèvres sont recouvertes de poils sauf sur leur face interne et encore trouve-t-on quelques poils dispersés sur la moitié inférieure de cette face qui dans sa moitié supérieure est tapissée d'une peau fine, rosée, lisse et toujours couverte d'un léger suintement.

Dans l'épaisseur des grandes lèvres, il y a un amas de graisse soutenu par des fibres élastiques, au sein desquelles se perdent les fibres épanouies des ligaments ronds.

En dedans des grandes lèvres, bordant l'orifice vaginal, il y a deux replis de la peau, plats et minces qu'on appelle les *petites lèvres ou nymphes*. Elles mesurent de trente à trente-cinq millimètres de long pour dix à quinze de large sur quatre millimètres d'épaisseur. Elles se dirigent parallèlement aux grandes lèvres, sur lesquelles elles s'ap-

puient par leur face externe. Par leur face interne
elles sont appliquées l'une contre l'autre de façon
à fermer le vagin comme un rideau qu'on doit
écarter pour pénétrer.

Si on regarde les petites lèvres, sur une femme,
dans la position que nous avons indiquée, elles
ressemblent bien à deux rideaux tendus devant
l'orifice vaginal comme ceux que l'on met devant
la fenêtre d'un appartement. En haut, un peu en
dessous du Mont de Vénus, elles partent d'un
angle commun, de part et d'autre d'une petite
saillie grosse comme un pois : le *clitoris*. Elles
entourent le clitoris en le recouvrant en partie
d'un menu capuchon d'une peau fine et souple,
nommé : *capuchon du clitoris* ou *prépuce* qui est
uni à la base du clitoris par un prolongement, et
une sorte de filet : le *frein*.

De ce point de départ, les petites lèvres vont en
s'atténuant et se perdent insensiblement dans la
peau de part et d'autre de la fossette naviculaire.

Leur longueur varie selon les sujets. Dans les
races européennes, elles sont habituellement dissimulées par les grandes lèvres; lorsqu'elles
dépassent, elles acquièrent une coloration brune,
noirâtre. Chez certaines peuplades de l'Afrique du

Sud (Boschimans) on a vu des femmes ayant des petites lèvres déformées volontairement et allongées au moyen de poids. C'est une question de mode. On a mesuré des petites lèvres, ayant vingt centimètres de long qui pendaient jusqu'à mi-cuisse (tablier des Hottentotes). Les petites lèvres sont un double repli de la peau succédant sans transition à la muqueuse du vagin; on y trouve des corpuscules nerveux doués de sensibilité analogue aux corpuscules du tact.

Grandes et petites lèvres sécrètent toutes deux une matière grasse, onctueuse, d'odeur forte que les personnes soucieuses de propreté, s'attachent avec raison à faire disparaître en procédant à leur toilette.

Il est nécessaire d'écarter ces lèvres, pour apercevoir l'orifice vulvaire, qui, dans son ensemble, a l'aspect d'un entonnoir allongé, ovalaire, aplati latéralement, où l'on distingue, en dessous du clitoris, le vestibule, le méat urinaire et l'orifice du vagin plus ou moins obturé chez la vierge par une membrane transversale : *la membrane hymen*.

Le vestibule n'est pas autre chose que cette petite région lisse triangulaire quand on écarte les

lèvres, rose, concave, compris entre le clitoris
et le méat urinaire.

Le méat urinaire est un trou, quelquefois une
petite fente, ouverture du canal de l'urètre,
orifice par où s'écoule l'urine. On le rencontre sur
la ligne médiane, en dessous du clitoris, parfois
assez caché sous les replis de la peau.

L'urètre féminin est très court, il mesure en
moyenne trente-cinq millimètres de long. Il ne
sert que de déversoir à l'urine sans prendre aucune
part à l'appareil génital. Il est très dilatable, car
si son diamètre ne dépasse guère huit à dix millimètres, on peut l'agrandir jusqu'à trente millimètres.

L'orifice du vagin diffère d'aspect selon qu'on
l'examine sur une fille vierge ou sur une femme
qui a eu des rapports sexuels, surtout lorsque
celle-ci a eu un enfant, mais disons tout de suite
que les différences observées n'ont pas un caractère absolu et qu'on ne saurait en conclure rien de
certain pour affirmer ou nier si une fille est vierge
ou non.

Chez la vierge, il existe souvent, mais pas toujours, entre la vulve et le vagin, une cloison mem-
braneuse, incomplète, mince, horizontale sur une

personne qui se tient debout c'est *l'hymen*. Certaines femmes, ont un hymen très développé, d'autres naissent sans hymen, ou simplement avec un petit repli mince, ayant la forme d'un croissant de lune, assez peu visible.

Lorsqu'il existe, l'hymen peut se montrer très résistant ; il est assez fréquent de le voir persister malgré de nombreux rapports sexuels, au point d'être une cause de gêne pour le premier accouchement. Les accoucheurs savent qu'ils sont parfois obligés de sectionner aux ciseaux un hymen qui gêne l'ouverture de la vulve pour le passage de l'enfant. Le professeur Budin a rapporté qu'il avait rencontré treize fois des hymens intacts sur soixante-quinze jeunes femmes au moment d'accoucher de leur premier enfant.

En général ce sont des hymens souples, élastiques, qui cèdent à la pression de l'organe mâle sans se déchirer. J'ai vu dans un service de maladies vénériennes une jeune prostituée, pensionnaire d'une maison publique de Versailles, pourvue d'un hymen intact, très bien développé, qui avait résisté aux nombreux assauts d'un pareil métier mais n'avait pas empêché sa propriétaire de contracter une blennorragie magistrale.

On voit d'après cela que le médecin légiste, appelé à fournir un rapport au tribunal pour affirmer si une femme a été déflorée ou non, n'a pas toujours la tâche aisée. Il est inadmissible de considérer l'intégrité de l'hymen, ou son absence, comme le signe physique certain de la virginité.

Dans la plupart des cas pourtant, l'hymen est déchiré au cours des premières introductions de l'organe sexuel mâle et cette rupture est plus ou moins douloureuse, s'accompagnant d'un écoulement sanguin. Lorsqu'il est brisé, il se partage en un certain nombre de débris irréguliers qui se rétractent, restent plus ou moins flottants, appendus aux parois du vagin, comme une sorte de couronne de lambeaux superficiels que l'on nomme : *les caroncules myrtiformes.*

Pour les voir, eux ou l'hymen intact, il faut encore regarder à une certaine profondeur; il faut prendre entre les doigts, des deux mains, les deux bords du vagin, les écarter sans exagération en les attirant un peu vers soi de manière à former un entonnoir à parois presque verticales.

Le clitoris est un petit organe bien particulier, cylindrique, impair, unique, placé sur la ligne médiane, qui prend naissance profondément dans la peau par deux formations que l'on appelle ses racines qui vont se fixer obliquement de part et d'autre vers les os du bassin. Le clitoris, encore appelé gland, est composé d'un tissu musculaire creusé d'un grand nombre de petites cavités, comme une éponge.

Lorsque, sous l'influence de l'excitation sexuelle le sang y afflue en abondance, le remplissage de ses cavités aboutit au durcissement de l'organe qui, comme on dit, entre en érection. Le clitoris en érection n'acquiert jamais la dureté de l'organe sexuel masculin.

Presque entièrement recouvert de peau, sa partie saillante mesure en tout, six à sept millimètres pour un diamètre égal. On a rapporté des cas de clitoris monstrueux atteignant cinq centimètres et même treize centimètres, pouvant prêter à confusion sur le sexe réel de leur possesseur. C'est dans des cas semblables qu'on a parlé d'hermaphrodisme. Le gland clitoridien est très riche en fibres nerveuses. Sa sensibilité, toute spéciale, en fait l'organe principal (mais non unique) des sensations voluptueuses de la femme qui se livre à l'amour.

Sous la peau, de chaque côté de la fente vaginale, il y a un organe ayant la forme d'une sangsue gorgée de sang, que l'on appelle le *bulbe du vagin*. Il y a deux bulbes, un droit et un gauche, mesurant chacun trois à quatre centimètres de long pour une largeur de un à deux, et un diamètre de huit à dix millimètres. Ils correspondent assez exactement à la base d'implantation des petites lèvres. Les bulbes du vagin sont formés d'un tissu, véritable éponge, qui se gonfle quand il est gorgé de sang. Il ressemble à ce point de vue au clitoris. Sous l'influence des excitations sexuelles, les bulbes s'emplissent de sang, grossissent et durcissent, mais sans atteindre la semi-rigidité du clitoris. Ils ont pour rôle d'enserrer doucement l'organe mâle quand il est introduit dans la cavité vaginale et de faciliter de part et d'autre le plaisir amoureux.

Tout autour de l'appareil génital féminin il y a un grand nombre de glandes accessoires, les unes autour de l'urètre, les autres venant s'ouvrir dans le vestibule, d'autres s'ouvrant dans la vulve et autour de l'orifice vaginal, dont les plus importantes sont celles qu'on appelle les glandes de Bartholin.

Les *glandes de Bartholin*, ou encore *glandes vulvo-vaginales*, sont deux glandes situées de part et d'autre du vagin à la partie postérieure, s'ouvrant dans l'orifice vulvaire, et logées à un centimètre de profondeur dans l'angle formé par la rencontre du vagin et du rectum. Petites chez l'enfant, elles grossissent à la puberté et se ratatinent après le retour d'âge.

Elles sont de dimension variable, depuis un petit pois jusqu'à une amande. Ce sont des glandes sécrétrices qui déversent le produit de leur travail dans le vagin par un canal excréteur s'ouvrant dans un orifice circulaire au fond du sillon qui sépare les petites lèvres de l'hymen ou de ce qui en reste. Elles sécrètent un liquide incolore ou opalin, onctueux filant, qui s'écoule en certaine quantité au moment des rapports sexuels. Chez certaines femmes, les glandes comprimées par des muscles peuvent projeter ce liquide avec force et abondance, à une certaine distance au loin, au moment du spasme amoureux, ce qui a fait admettre à tort par quelques auteurs l'existence d'une éjaculation analogue à celle de l'homme.

Les organes génitaux sont contenus, avons-nous dit, au milieu d'un véritable plancher musculaire dans la trame duquel sont associés de nombreux muscles. La connaissance de cette architecture est sans intérêt pour nous; il suffit de savoir en gros que le vagin et l'utérus sont entourés de muscles divers, reliés d'autre part à une ceinture osseuse complète.

Pour plus de détails sur cette ceinture osseuse, le lecteur pourra se rapporter à mon ouvrage de cette collection qui traite de l'accouchement et de la femme enceinte.

Les seins. — Les seins ou mamelles font partie des organes génitaux de la femme parce que leurs fonctions sont en relations intimes.

Ils existent chez l'homme et la femme, mais alors que chez celui-ci leur utilité n'apparaît pas fort importante, chez celle-là ils sont en corrélation avec l'utérus et représentent des auxiliaires de la reproduction de l'espèce, puisqu'ils suffisent longtemps à l'alimentation complète du nouveau-né.

Les mamelles manquent chez tous les animaux qui n'ont pas d'utérus. Par contre, chez tous les êtres dont la femelle porte en elle-même le produit de la conception qu'elle alimente de son propre sang, les mamelles ne manquent jamais.

Dans l'espèce humaine, les mamelles acquièrent

le plus parfait développement chez la femme, en rapport avec le rôle qu'elles jouent.

Les seins, chacun le sait, sont ces deux globes symétriques qui soulèvent la partie antérieure de la poitrine, à hauteur voulue pour que l'enfant, porté sur les bras maternels, puisse facilement téter.

Suivant les espèces, le nombre de mamelles varie, généralement en rapport avec le nombre des petits d'une seule portée.

Les seins de l'espèce humaine présentent de fréquentes anomalies dont la plus commune est l'existence de mamelles en surnombre, en général atrophiées, mais parfois capables de sécréter du lait. Ces seins supplémentaires se rencontrent aussi bien chez l'homme que chez la femme; on les voit le long du corps jusqu'au pli de l'aine et même jusqu'à la cuisse. Ce sont souvent de simples élévations brunâtres que les sujets prennent pour des boutons ou des envies.

Quelquefois au contraire on observe l'absence d'un sein ou simplement du bout qui le termine.

On a relaté sur des sujets qui n'ont pas vécu et porteurs d'autres monstruosités, l'absence complète des deux mamelles.

Le sein féminin est comme une demi-sphère reposant par sa base plane sur la poitrine, et surmonté à son point culminant par une saillie : *le mamelon.*

On rencontre de nombreuses variations du type fondamental auxquelles on a donné les noms imagés de seins en poire, (piriformes), aplatis (discoïdaux) ou encore cylindriques, pendants au bas d'une sorte de pédicule de peau plus ou moins long (seins en besaces, en outres, pédiculés), etc...

Très réduits chez le jeune enfant, ils grossissent soudain à l'âge de la formation, ou comme on dit de la puberté, en même temps que les organes génitaux. En moyenne, quand ils ont atteint leur parfait développement, ils mesurent un diamètre d'environ treize centimètres à la base pour cinq à six centimètres d'épaisseur.

Au moment de la grossesse ils augmentent de volume. Sitôt après l'accouchement les glandes renfermées dans le sein, qu'on appelle les *glandes mammaires*, entrent en activité et se mettent à sécréter du lait, il en résulte un gonflement notable et un durcissement de l'organe.

Après le retour d'âge, la femme devenant incapable d'enfanter, la mamelle n'a plus sa raison d'être et elle s'atrophie à moins qu'elle ne subisse une transformation graisseuse qui lui conserve ou même qui augmente son volume primitif.

Notons en passant qu'il est très rare de rencontrer deux seins de la même dimension chez la même personne, il y en a toujours un plus gros que l'autre.

Il n'y a pas de rapport entre le volume des seins et la taille du sujet. Une femme grande et bien bâtie peut avoir une poitrine plate, alors qu'il y a des femmes petites, maigres, chétives dotées de seins opulents.

La grosseur du sein ne donne aucune indication sur la quantité de lait qu'il peut fournir.

Cependant, les anatomistes ont constaté que plus la femme est instruite, plus son cerveau, travaille moins ses seins sont développés. En outre, il est incontestable que l'habitude d'élever des enfants au biberon détermine une diminution du volume des seins au cours des générations.

Dans des familles dont les enfants sont élevés au biberon depuis plusieurs générations, les jeunes filles des descendants les plus jeunes, ont des seins peu développés, tout en étant des femmes belles, et en bon équilibre de santé.

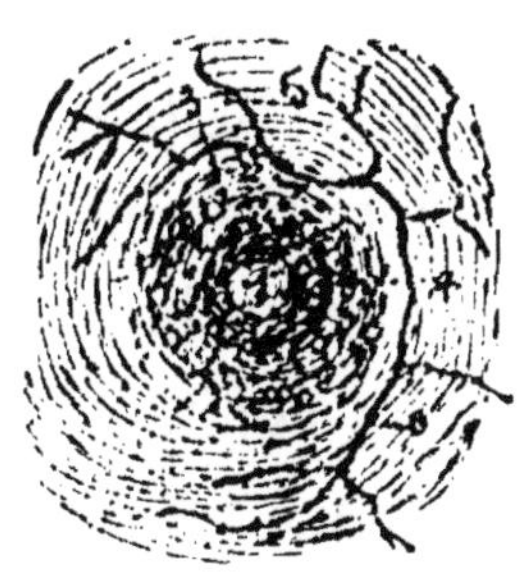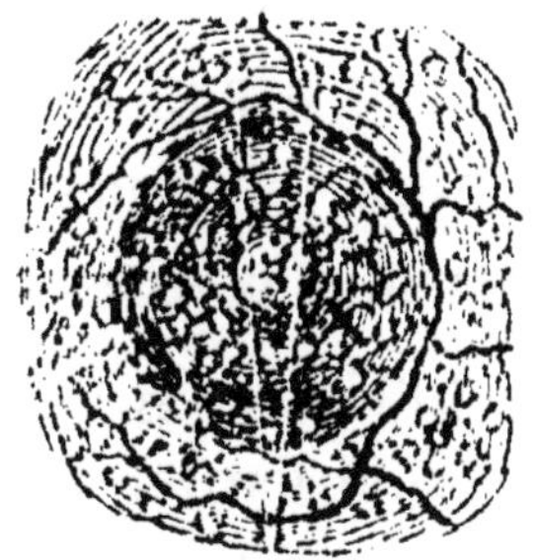

Mamelon et son aréole
chez une femme vierge.

Mamelon et son aréole
chez une femme enceinte.

1. Mamelon. — 2. Aréole. — 3. Tubercules de Morgagni. — 4. Sillons à la base du mamelon. — 5. Peau du sein. — 6. Cercle veineux de Haller.

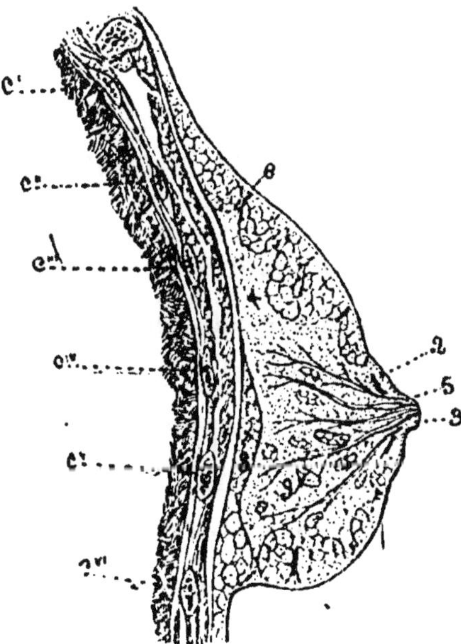

Coupe verticale de la mamelle.

Cᵢ, Cᵢᵢ, Cᵢᵢᵢ, Cᵢᵥ, Cᵥ, Cᵥᵢ, première, deuxième, troisième, quatrième, cinquième et sixième côtes.

1. Peau de la mamelle. — 2. Aréole. — 3. Mamelon. — 4. Glande mammaire. — 5. Canaux galactophores. — 6. Cloisons fibreuses. — 7. Loges adipeuses. — 8. Couche graisseuse. — 9. Traînées graisseuses intra-mammaires.

On peut prévoir que si nos femmes continuent à se soustraire aux devoirs de l'allaitement, un jour viendra où leurs glandes mammaires ne seront pas plus grosses que celles de l'homme.

Après plusieurs grossesses et allaitements, les seins peuvent garder la consistance ferme et élastique qu'ils ont chez la jeune fille, mais le plus souvent ils deviennent plus mous et se déforment.

Le relief des seins est dû à la présence des glandes mammaires englobées dans une couche richement garnie de graisse, le tout enveloppé par des feuilles résistantes qu'on appelle des aponévroses. Le feuillet postérieur repose sur la cage thoracique auquel il est uni par une couche de tissu plus ou moins dense, une sorte de feutrage dont la contexture détermine la solidité du sein.

La peau fine et lisse recouverte de duvet, et même de poils, change d'apparence vers le point culminant pour constituer une région spéciale qui supporte le bout du sein et qu'on appelle l'*aréole*.

L'aréole ou auréole est une zone circulaire de quinze à vingt millimètres de diamètre en moyenne, de coloration plus foncée, surmontée d'un certain nombre de petites granulations saillantes : *les tubercules de Morgagni.*

Le bout du sein, ou mamelon, se dresse au milieu de l'aréole comme une saillie que l'on compare couramment à une fraise. Quelquefois le mamelon est comme enfoncé dans le sein, il est vrai que selon certaines influences il est plus ou moins saillant ou enfoncé. Ses dimensions ne sont pas en rapport avec le volume du sein qui le supporte. Le mamelon est recouvert d'une peau très fine, mais il a cependant un aspect rugueux car cette peau est très ridée.

Chez la jeune fille, l'aréole et le mamelon ont une couleur mauve, rosée, brune selon qu'il s'agit d'une blonde ou d'une personne à cheveux noirs. Chez les femmes enceintes et chez celles qui ont déjà eu des enfants, le mamelon et l'aréole sont bruns, noirâtres et cette couleur persiste en général d'une manière définitive, mais il y a des exceptions.

Sur une coupe en pleine masse, on aperçoit la glande mammaire qui ressemble à une agglomération de petites grappes de raisin rassemblées par leur pédicule. Ces pédicules sont les canaux *galactophores*, ils viennent s'ouvrir dans le mamelon au nombre de douze à vingt, par autant de petits orifices que l'on peut apercevoir avec une loupe.

Ces glandes secrètent le lait après l'accouchement et le déversent dans des canaux qui sont dilatés en ampoule vers leur terminaison, offrant ainsi une sorte de réservoir au lait sécrété.

De nombreuses artères et des nerfs aboutissent au sein. Ils y a un grand nombre de veines qui communiquent largement avec les veines du cou, les veines de la paroi du ventre et celles du creux de l'aisselle.

Les lymphatiques se dirigent vers le creux de l'aisselle pour se déverser dans les ganglions qui se trouvent là.

Ces détails sont à retenir car ils expliquent pourquoi, dans certaines maladies, en cas d'abcès ou de cancer, on observe des grosseurs au creux de l'aisselle.

CHAPITRE II

Fonctionnement des Organes génitaux
de la Femme

L'activité sexuelle ne commence guère, chez la femme de nos pays, qu'entre douze et quinze ans.

Ce qu'on appelle l'âge de la *puberté*, ou encore de la formation, c'est le moment où les ovaires se mettent à fonctionner et à pondre des ovules.

L'ovule humain mesure environ de cent quatre-vingts à deux cents millièmes de millimètres. A maturité il est gros comme un grain de riz.

Vers quarante-cinq à cinquante ans en moyenne, sous nos latitudes, l'activité sexuelle féminine cesse, c'est l'âge de la *ménopause*, vulgairement appelé le retour d'âge.

Pendant toute la période d'activité sexuelle, la femme est en but à des phénomènes périodiques de congestion des ovaires qui accompagnent la rupture d'un follicule de De Graff. Cela se traduit par un écoulement de sang dans le vagin connu sous le nom de *règles, menstrues, époques, flux menstruel, flux cathaménial, périodes,* etc...

La ponte de l'œuf se produit tant qu'il existe un ovaire en activité.

Lorsqu'à la suite d'une opération, on enlève l'utérus seul, en laissant les ovaires, ceux-ci continuent leur ponte.

Par contre, les modifications de l'utérus au moment des époques dépendent des ovaires, et la preuve c'est que lorsqu'une opération enlève les ovaires, l'utérus ne subit plus aucun changement.

En réalité, le sang des époques provient en majeure partie de l'utérus. La congestion momentanée des ovaires entraînant la congestion de la muqueuse qui tapisse l'intérieur de la matrice, celle-ci augmente de volume et bientôt les nombreuses petites artères qui la sillonnent se rompent et laissent écouler du sang rutilant.

Il en résulte une perte plus ou moins abondante, un flot de sang mélangé de mucosités qui s'épanche par le vagin et sort par la vulve. Normalement cela ne dure pas plus de quatre ou cinq jours.

Il est impossible de dire exactement à l'heure actuelle, si les règles précèdent, suivent ou accompagnent la ponte de l'ovule, donc si elles indiquent que la fécondation n'est pas faite ou au contraire qu'elle prépare le terrain et signifie que la fécondation est à faire.

On ne sait pas non plus à quel endroit l'ovule rencontre le germe mâle qui le féconde. Il est probable que cela a lieu dans la trompe mais que l'ovule continue son chemin et arrive tout fécondé dans le carrefour utérin où il se fixera et se développera en s'incrustant en un point de la muqueuse qui ne tarde pas à le recouvrir d'un revêtement élaboré par elle.

Un œuf non fécondé ne trouve pas à se greffer et il est expulsé par les mucosités et probablement par les règles.

Le premier symptôme qui indique qu'une femme est enceinte est la suppression des règles au cours d'un état de santé normal.

L'œuf fécondé se développe; forme un fœtus dont le sexe reste indistinct pendant trois mois, qui grandit, se façonne et au bout de neuf mois, l'enfant étant parfait, se produit l'accouchement.

Après l'expulsion de l'enfant, l'utérus vidé revient sur lui-même et au bout de six semaines, il a repris son aspect primitif.

Pendant la durée de la grossesse, les périodes sont normalement supprimées, mais on observe des cas où les règles se produisent assez longtemps.

Le code français accorde trois cents jours après la cessation du mariage pour reconnaître la légitimité du nouveau-né.

La persistance des règles ne veut pas dire que la femme ne soit pas enceinte.

Devaux cite l'exemple célèbre, parmi tant d'autres, d'une voleuse condamnée à mort en 1666. Cette femme avait déclaré qu'elle était enceinte mais comme ses règles persistaient, l'excuse ne fut pas acceptée et la justice suivit son cours. L'autopsie eut lieu en public, dans la cour des cuisines du Louvre, on trouva dans l'utérus un fœtus de quatre mois bien constitué.

Il y a, en moyenne un intervalle de deux cent soixante-quinze à deux cent quatre-vingt-deux jours entre la fécondation et l'accouchement.

Dans l'état actuel de nos connaissances, personne ne peut prédire avec certitude la date de l'accouchement; lorsque le fait arrive il s'agit d'un hasard heureux.

Il est également impossible de dire si l'enfant sera un garçon ou une fille.

La ponte de l'ovule est certainement indépendante des règles car il y a de nombreux exemples de femmes fécondées, à la suite d'un accouchement, sans qu'il soit apparu la moindre goutte de sang, ou comme on dit sans que le retour des couches se soit produit.

En effet, de quatre à six semaines après un accouchement on voit reparaître la ponte des ovules et l'écoulement des règles, à moins que la femme n'élève son enfant au sein. Il est habituel chez les nourrices de voir les règles disparaître et ne revenir que plusieurs mois après la délivrance, quand la sécrétion du lait commence à se tarir, mais là encore il n'y a pas de règles absolues.

Dans les pays primitifs où femmes et hommes acceptent sans tricher les lois de la nature, il est fréquent de rencontrer des femmes enceintes très jeunes qui, à la suite de leur première grossesse ne savent plus ce que c'est que d'avoir des règles, elles accouchent, nourrissent, sont enceintes de nouveau et ainsi de suite, jusqu'à l'âge de la ménopause, qui s'annonce pour elles par la cessation concordante de la naissance d'enfants et du flux des règles.

La sécrétion du lait, c'est-à-dire la *lactation*, commence un ou deux jours après l'accouchement.

Pour les personnes que ces questions de grossesse et d'accouchement intéressent, elles peuvent lire mon ouvrage de la même collection traitant de la grossesse et de l'hygiène de la femme enceinte.

Les organes génitaux entrent en fonctions plus tôt chez les filles des pays chauds. Dans nos climats, il y a de nombreux cas de précocité sexuelle parfois invraisemblables. Il existe une observation absolument authentique d'une personne réglée à l'âge de deux ans, enceinte à huit ans, et atteinte par la ménopause à vingt-cinq ans.

Elle mourut à soixante-quinze ans.

La coexistence des deux sexes sur un même individu se trouve relatée dans des écrits fort anciens, c'est ce qu'on appelle de l'hermaphrodisme. La chose est-elle possible ? Oui. En étudiant de près tous les cas relatés, s'il s'est souvent agi de malformations des organes génitaux, d'anomalies, de monstruosités prêtant à confusion, il y a des cas indiscutables.

Les études faites pour le développement du fœtus humain ont démontré que les organes sexuels des deux sexes partaient d'un même bourgeon situé auprès des reins qui commençait à se développer au commencement du quatrième mois de la vie intra-utérine. Jusqu'à la fin du troisième mois, il est impossible de discerner le sexe à l'examen du fœtus. A quatre mois, le bourgeon des organes génitaux sexuels commence à se développer et le clitoris est aussi volumineux que l'organe masculin.

Comme dit Dutrochet, si l'on se rapporte à la conformation apparente des organes génitaux externes, tout homme a été femme dans les premiers jours de son existence.

Il est fort intéressant de comparer, organe par organe, l'appareil génital adulte des deux sexes; il s'y trouve des analogies excessivement curieuses et l'on en conclut que les deux appareils ne sont que la modification d'un même organe adapté aux circonstances.

Quel bel argument pour le féminisme!

L'hermaphrodisme le plus fréquent est celui d'un homme dont les organes génitaux mal formés rappellent parfois à s'y méprendre les organes féminins.

Plus rare est l'hermaphrodisme féminin. Le clitoris se développe considérablement et prend des apparences d'un organe masculin; le vagin est une fente étroite à peine visible; les grandes lèvres peuvent contenir les ovaires à leur intérieur. En ce cas le sujet a des apparences viriles et l'illusion est d'autant plus grande s'il vient s'ajouter de la barbe et une voix forte.

Rappelons que les malheureux hermaphrodites étaient jadis condamnés à mort, brûlés vifs, ou pendus comme sorciers ou possédés du démon.

Le véritable hermaphrodisme est très rare mais on en possède des observations rigoureusement exactes comme celle de l'Allemand Catherine Hohmann qui était très bien réglée, et sous l'empire de l'excitation sexuelle, projetait du sperme avec tous ses caractères spéciaux.

En France, nous avons l'exemple d'une Ursuline de Nevers. Cette hermaphrodite, d'abord considérée comme fille avait été acceptée dans un couvent de nonnes; elle fit scandale en mettant plusieurs sœurs enceintes; comme elle était de haute famille, l'affaire fut arrangée et elle fut cloîtrée dans un couvent d'hommes. La solution ne fut pas meilleure, il fallut l'en sortir; hélas trop tard, l'hermaphrodite était enceinte.

Les différences sexuelles ne portent pas que sur les organes génitaux; il est inutile d'insister sur ce que tout le monde sait, cependant je signalerai à cette occasion que le squelette de l'homme et le squelette de la femme présentent des différences très marquées, et un médecin légiste parvient toujours à certifier le sexe d'un squelette.

Le sexe d'une personne vivante doit être déclaré dans l'acte de naissance que le médecin ou la sage-femme sont dans l'obligation, sous peine de sanctions, de faire rédiger à la mairie de la commune où l'accouchement a eu lieu.

Le mariage n'est admis qu'entre individus de sexe différent. Si l'épouse se trouve être un homme aux apparences féminines, le mariage est annulé de plein droit.

Par contre, la malformation des organes génitaux de la femme, capable d'empêcher les rapports sexuels, n'est pas un prétexte pour la nullité du mariage.

La loi reconnaît trois motifs d'opposition au mariage : l'âge, la parenté et la démence.

La loi française n'autorise pas le mariage d'une femme avant quinze ans.

Le mariage est interdit entre tous les ascendants et descendants légitimes et naturels et alliés de lignes directes.

Le mariage est prohibé entre le frère et la sœur légitimes ou naturels et les alliés au même degré, il est encore prohibé entre l'oncle et la nièce, la tante et le neveu sauf autorisation spéciale pour causes graves.

Il n'y a pas de mariage, dit la loi, où il n'y a pas de consentement, aussi le mariage avec un dément n'est pas valable.

La loi ordonne à la femme d'habiter avec son mari. La cour de Rennes (13 décembre 1841) a décidé que les caresses ou les exigences du mari présentant un caractère de violence ou d'acte contre nature était un motif de séparation.

Les tribunaux de Bordeaux, Metz, Aix, ont admis que l'indifférence du mari constituait une injure grave au détriment de la femme.

La Cour de Cassation a décrété que le crime d'attentat à la pudeur pouvait être retenu entre époux quand le mari employait la violence pour obtenir satisfaction de certaines exigences contre nature.

La grossesse antérieure au mariage est une cause de divorce. On ne peut contracter un second mariage que par la mort de l'un des époux ou par le divorce légal.

La femme divorcée ne peut se remarier que dix mois révolus après le divorce ou la mort du précédent mari.

L'instinct sexuel donne fort à faire aux législateurs et aux tribunaux; ce serait sortir du sujet de ce livre que d'aborder toutes ces questions concernant les déviations de l'instinct amoureux, d'attentat à la pudeur, de viol, etc...

Il faut cependant signaler encore quelques faits intéressant la vie sexuelle normale de la femme.

J'ai expliqué précédemment ce qu'il fallait penser au sujet de la membrane hymen à propos de sa valeur comme signe physique de la virginité.

Le médecin expert ne cherche pas à apprécier autre chose que la virginité physique d'une fille. Il sait que, jusqu'à quatre mois un fœtus, peut être évacué après une fausse couche sans rompre l'hymen.

L'accouchement seul augmente le calibre du vagin. Cette cavité peut rester étroite après de fort nombreux rapports à condition qu'il n'y ait pas eu fécondation. D'ailleurs les matrones, savent conseiller des lotions astringentes pour rétrécir le conduit vaginal chez les filles qui désirent entretenir l'illusion au sujet de leur virginité, par exemple des injections douces et des lavages de tanin, d'écorce de chênes, de feuilles de noyer, de noix de galles de chêne broyées, ou tout simplement une solution d'alun, ou encore de l'eau de coing ou du jus de citron frais.

L'hymen peut se rompre chez des jeunes filles vierges sans qu'on doive accuser les rapports sexuels. Beaucoup de maladies infectieuses, diphtérie, fièvre typhoïde, etc..., entraînent des ulcérations diverses sur les muqueuses et il est fréquent qu'il s'en forme sur l'hymen, d'où rupture.

Pareille action est attribuée aux sports, à la danse, la bicyclette, l'équitation et généralement à tout exercice qui peut pousser l'écartement des cuisses à l'exagération.

Plus douteuses semblent les ruptures attribuées à des coups, des chutes, des pertes abondantes.

Par contre, l'hymen a très souvent souffert de toilettes faites à l'enfant sans précautions ou de manœuvres directes provoquées par des démangeaisons locales, des vers intestinaux, ou des habitudes de masturbation.

Après rupture il n'est pas impossible que les fragments se ressoudent mais la chose est très rare.

Maintenant que nous connaissons l'anatomie et les fonctions des organes génitaux féminins, il nous est possible d'entreprendre l'étude des maladies des femmes et d'expliquer comment on doit les soigner.

CHAPITRE III

Affections des organes génitaux de la femme.

La branche de la médecine qui s'occupe spécialement des maladies des organes génitaux de la femme s'appelle : la *gynécologie* et les médecins spécialistes qui s'y consacrent : des *gynécologues* (du grec : *gunë* femme et *logos* discours).

La nature féminine est tellement sous la dépendance des organes de son sexe que chaque fois qu'une femme consulte son docteur, celui-ci sait qu'il doit suspecter, avant toutes choses, un trouble des organes génitaux car toute maladie est susceptible, soit de retentir sur leur fonctionnement, soit d'être influencée par eux.

Malformations congénitales. — Il n'est pas très exceptionnel de rencontrer des femmes dont les organes génitaux sont mal formés par suite de causes inconnues et cela depuis la naissance.

Quand on connaît la formation de l'embryon, on s'explique ces bizarreries de la nature. On classe ces anomalies selon le territoire où elles se présentent :

Anomalies du vagin. — Le vagin peut manquer en totalité ou seulement en partie ; en ce dernier cas c'est une cavité peu profonde dans laquelle on pénètre avec plus ou moins de difficultés sans rencontrer l'utérus, plus profondément situé.

Ou bien le vagin est cloisonné par des brides, des adhérences et même une cloison complète qui le transforment en deux cavités étroites plus ou moins indépendantes.

Anomalies de l'utérus. — L'utérus peut manquer complètement, mais le plus souvent il existe, seulement il présente un développement rudimentaire.

Dans d'autres circonstances, on rencontre un

utérus *unicorne*, c'est-à-dire dans lequel la cavité ne se bifurque pas et reste un trajet rectiligne aboutissant à une seule trompe ou à deux trompes réunies avant d'aborder l'organe.

Ou bien c'est un *utérus double* formé de deux moitiés accolées gardant chacune un canal central en communication séparément avec chacune des trompes.

Lorsqu'il y a de ces utérus *bicornes* doubles, il y a habituellement concordance de cloisonnement du vagin.

La plupart de ces malformations passent inaperçues jusqu'au moment de l'entrée en activité des ovaires, donc à l'âge de la puberté quand apparaît le premier flux menstruel.

Si l'utérus ou le vagin ne sont pas perforés ou encore, chose possible, si l'hymen sans orifice s'étend transversalement comme une cloison complète, le sang épanché ne peut s'écouler et s'accumule en s'aménageant une poche. Il résulte de ce fait que la jeune fille ne paraît pas réglée, pourtant elle a des douleurs, des coliques, chaque fois plus intenses au moment des règles, puis permanentes. Bientôt il se forme une sorte de tumeur, parfois énorme, cause d'accidents de compression sur les organes voisins, vessie, rectum, veines, etc...

Si l'obstacle est posé par l'hymen, la tumeur tombe entre les lèvres de la vulve comme une boule noirâtre et il suffit d'une petite incision pour amener la guérison.

Dans les malformations plus profondes, il faut des interventions chirurgicales plus complètes mais on arrive quand même à des résultats satisfaisants. Certaines malformations, on le comprend, sont incompatibles avec la fécondation.

Affections du vagin. — Vaginite. — L'infection de la cavité vaginale est extrêmement fréquente. Selon les points atteints, on parle de *vulvite* (infection de l'orifice), *bartholinite* (infection des glandes de Bartholin), *vaginite* (infection du vagin dans sa profondeur).

A l'examen, il ne faut pas s'étonner de rencontrer l'un quelconque des microbes connus. L'hôte le plus fréquent, comme on peut s'y attendre : c'est le gonocoque.

En dehors des vaginites blennorragiques dues au gonocoque, les microbes peuvent atteindre une violence particulière et établir un écoulement qui simule la blennorragie.

On y rencontre aussi des parasites introduits en général par l'eau des lavages et surtout des injections.

Il est bien rare que l'on prenne les précautions voulues pour se donner une injection. Presque toujours les personnes se servent d'une eau insuffisamment bouillie, coupée d'eau du robinet pour la refroidir; le liquide est mis dans un bock ou un appareil qui n'est pas stérilisé, la canule manque de stérilisation, enfin on oublie de savonner la vulve avant d'introduire ladite canule. Autant de causes d'infections, d'introduction de parasites qui résistent à la plupart des antiseptiques connus ou, s'ils sont tués, ce sont leurs œufs dont on ne peut se figurer la force de défense vitale.

En dehors des maladies aiguës ou chroniques dans lesquelles les injections vaginales sont indiquées, sous réserve de minutieuses précautions à prendre, *la femme ou la jeune fille saine ne doivent jamais faire d'injections vaginales.*

Je sais bien que je heurte là des préjugés d'autant plus solidement établis qu'ils sont récents; je n'invente rien et tout médecin moderne parle comme moi. Il y a eu un engouement, dans la science médicale d'il y a quinze ans pour les lavages de toutes sortes, injections, lavages de nez, lavages d'oreilles, toutes pratiques qui partaient d'une théorie logique mais dont l'usage a démontré le danger. Ce fut une erreur qu'il convient de combattre aujourd'hui.

Beaucoup de femmes doivent aux injections vaginales des infections chroniques et même la stérilité.

On le comprendra lorsque j'aurai dit comment il faut prendre une injection vaginale et encore mon lecteur doit être persuadé que je donne là les indications strictes, les plus indispensables; le minimum de ce qu'on doit exiger. En fait, l'injection vaginale n'aurait jamais dû sortir de la pratique personnelle des médecins ou de personnes spécialement instruites.

Comment on doit donner une injection vaginale. — L'appareil le meilleur est le simple bock à irrigations vaginales communément appelé douche d'Esmarch qui se vend un peu partout, composé d'un récipient demi-cylindrique en tôle émaillée, en porcelaine, en verre, pouvant s'accrocher à un clou après le mur et muni d'un embout où l'on adapte un tube de caoutchouc de deux mètres de long ajusté par son autre extrémité à une canule.

Il existe plusieurs sortes de canules; il n'en est qu'une seule de convenable, c'est la canule de verre ou de cristal, longue comme la main, large comme le doigt, légèrement coudée, terminée en olive et perforée de quatre ou cinq trous.

On trouve dans le commerce des appareils dont le récipient est une poche en caoutchouc. Ils peuvent servir à condition d'être encore plus soigneusement stérilisés que les autres.

Après chaque injection tout l'appareil doit être rincé et nettoyé, mais avant l'usage, c'est-à-dire dans le moment même où l'on désire s'en servir, il faut stériliser bock, caoutchouc et canule en plongeant le tout dans une marmite pleine d'eau que l'on mettra sur le feu jusqu'à ébullition. Pour élever la température de l'eau on ajoutera une bonne poignée de gros sel ou du borate de soude. L'ébullition sera prolongée dix minutes. On aura de la sorte une stérilisation satisfaisante mais non garantie. Après cette préparation, on vide la marmite de son eau, on la sort du feu, on attend que le bock soit assez refroidi pour qu'on puisse le toucher sans se brûler, et le retirer en plaçant la canule dans le récipient, car jusqu'à l'injection, elle ne doit entrer en contact avec rien qui ne soit stérilisé.

A ce moment on verse le liquide prescrit par le médecin.

En passant je signalerai une erreur souvent commise. Il est recommandé dans la plupart des traités de donner des injections aussi chaudes que possible, et on parle d'une température de 50°. Une telle injection est impossible et intolérable. Quand on songe qu'avec des canules spéciales, métalliques, garnies d'un protecteur en ébonite et pourvues d'un orifice indépendant pour l'écoulement de l'eau sans toucher la vulve, c'est tout au plus si on parvient à faire supporter environ une température de 42° maximum chez les jeunes femmes et 44 à 45° chez les femmes âgées entraînées aux injections chaudes.

Une injection vaginale ordinaire ne doit pas dépasser 40° de chaleur.

Ceci fait, le moment est venu de donner l'injection. La femme doit se coucher par terre ou dans son lit en passant sous elle un bassin, comme on on trouve dans le commerce, dont l'emplacement réservé au siège est incliné en biseau. Elle peut interposer entre sa peau et le récipient une serviette pliée en plusieurs épaisseurs. Ainsi placée, le bock étant accroché à une hauteur d'environ soixante-quinze centimètres au dessus de sa tête, elle commence par se savonner soigneusement la vulve avec de l'eau bouillie et du savon de Marseille. Puis, elle prend la canule par l'extrémité recouverte du caoutchouc du tube, elle laisse écouler dans le bassin un peu du liquide de l'injection jusqu'à ce qu'il vienne sans secousse. Cette manœuvre a pour but de chasser l'air du tube. Enfin, écartant les lèvres de la vulve de l'index et du médius de la main gauche, elle introduit la canule de la main droite, doucement, jusqu'à toucher le fond du vagin, et elle laisse couler l'injection. Pendant que le liquide coule, la femme ne reste pas inactive, entre les doigts de la main gauche elle serre les lèvres de la vulve pour empêcher l'eau de sortir; sitôt qu'elle sent une pression gonfler le vagin, elle ouvre les doigts, laisse échapper l'injection et puis recommence. En même temps la main droite agite la canule doucement d'avant en arrière, d'arrière en avant et, lui fait décrire un mouvement circulaire analogue à celui de l'escrimeur engageant son fleuret.

Quand le bock est vide, on retire la canule mais il faut se souvenir qu'il reste de l'eau dans le vagin et pour s'en débarrasser, on appuie avec le doigt sur la fossette naviculaire, c'est-à-dire sur la partie basse de la vulve. Enfin il convient d'essuyer la vulve et de l'assécher.

L'injection est encore mieux donnée par une personne prêtant son assistance.

Ce n'est pas pour effrayer que j'ai décrit si minutieusement les précautions minima que l'on doit exiger pour prendre une injection; c'est pour convaincre que ces précautions s'imposent parce qu'il y a du danger à agir autrement.

On craint tellement aujourd'hui les risques d'infections imputables aux injections que, dans les cas délicats où il convient d'éviter le moindre microbe, on préfère s'abstenir.

Aujourd'hui, même après l'accouchement, on ne donne plus d'injections.

Après les règles, une femme saine n'a pas besoin d'injections, la nature y supplée par ce suintement que j'ai signalé dans le chapitre précédent.

Nombreuses sont les femmes qui, avant cette invention, n'avaient jamais pris d'irrigations vaginales, et par le monde nombreuses sont celles qui les ignorent; elles ne s'en portent pas plus mal, au contraire.

Cependant il faut reconnaître que ces mucosités, ce suintement continuel entretiennent à la naissance des cuisses une onctuosité désagréable facilement disposée à prendre mauvaise odeur.

En défendant les injections je ne prétends pas interdire les précautions de propreté indispensables. Autant l'irrigation vaginale est un non-sens dangereux, autant le nettoyage minutieux de la vulve s'impose.

Pour éviter les vulvites, vaginites, etc., il convient que les femmes lavent fréquemment la vulve avec de l'eau bouillie et du savon de Marseille, en insistant sur tous les replis des grandes et petites lèvres et les cuisses. Le savonnage doit toujours se faire de haut en bas ou d'avant en arrière, car il faut éviter de ramener vers la vulve l'eau qui vient de laver l'anus.

Meilleurs que ce savonnage sont les bains de siège et les grands bains de tout le corps.

L'infection du vagin et de la vulve se traduit

par les signes suivants : rougeurs de la région qui se montre gonflée, chaude, douloureuse et même couverte d'érosions, laissant suinter du pus filant jaune, crémeux ou encore verdâtre comme de la crème à la pistache. Il se dégage de cela une odeur peu agréable. La région est si sensible que l'introduction d'une canule est un supplice.

En pareil cas, il convient d'aller voir un médecin qui prélèvera du pus pour l'examiner au microscope et définir la nature du microbe.

Il ne faut pas crier au viol si ce pus contient du gonocoque. La vulvite blennorragique des petites filles est bien plus fréquente qu'on ne le pense et elle provient de diverses sources d'infection pour lesquelles il n'est pas besoin de l'intervention de rapports sexuels.

Pour les personnes qui désireraient plus amples renseignements j'indiquerai mon ouvrage de cette même collection ayant pour titre : *Ce qu'il faut savoir des maladies vénériennes.*

La bartholinite est l'inflammation d'une glande consécutive à une vaginite ayant une tendance naturelle à évoluer vers la formation d'un abcès. Elle a tous les caractères d'un abcès qui distend la grande lèvre du côté malade, dans le tiers inférieur le plus souvent. Le doigt perçoit en cet endroit une grosseur dure, une noisette au moins, dont la pression fait sortir un jet de pus.

L'abcès de la bartholinite nécessite quelquefois l'incision au bistouri.

La vulvite, la vaginite et la bartholinite se soignent par le repos au lit ou tout au moins sur une chaise longue. La malade se savonnera, prendra trois ou quatre bains de siège dans sa journée, et, dès qu'elle pourra introduire une canule, elle fera des injections comme je viens de le dire. Le liquide employé sera un antiseptique doux; le meilleur est le permanganate de potasse à la dose de un pour mille ou l'eau de Javel : une cuillerée à soupe pour un litre.

Entre les lavages, il faudra maintenir sur la région malade des compresses humides chaudes souvent renouvelées.

Toute vaginite, une fois guérie, ne doit pas cesser d'attirer l'attention car les exemples sont très fréquents de maladies chroniques, parfois graves et mêmes mortelles, se déclarant un jour parce qu'à la suite d'une vaginite aiguë, il est resté un reliquat insoupçonné qui se réveille tout à coup et reprend de la virulence.

Fistules vaginales. — On appelle : fistule, un trajet anormal mettant en communication des organes entre eux ou avec l'extérieur.

Chez la femme, les fistules vaginales, sont assez fréquentes, elles s'établissent en général entre la vessie et le vagin, on observe aussi, mais moins souvent, des fistules entre le rectum et le vagin.

Les fistules du premier genre, dites fistules vésico-vaginales, résultent presque toujours de l'accouchement.

Que l'enfant, lorsqu'il sort de l'utérus, déchire la cloison qui sépare le vagin de la vessie, l'urine suinte sans arrêt, empêche la cicatrisation et voilà une malheureuse qui ne peut plus retenir ses urines.

Cela devient vite une infirmité intolérable; l'urine est irritante, elle entame la peau des cuisses; la malade souffre d'une cuisson vive et dégage une pénible odeur. Cette ouverture anormale est une brèche pour les microbes qui pénètrent grâce à elle dans la vessie et l'infectent; il n'y a qu'un traitement : une opération chirurgicale qui, d'ailleurs, donne d'excellents résultats.

Même traitement pour la fistule recto-vaginale qui est non moins pénible puisque les matières fécales s'échappent par le vagin et ne peuvent plus être retenues.

Les fistules de ce genre sont aussi le résultat de la blennorragie, d'abcès, de diphtérie; de cancer et de toutes infections capables de produire des ulcérations.

Des soins rigoureux de propreté seront observés en attendant que le chirurgien vienne réparer la perte de substances.

On a cité quelques cas de pareilles fistules consécutifs à une défloration brutale, à un viol, ou plus simplement à un pessaire (voir plus loin) oublié en place, se recouvrant à la longue de concrétions et dont le contact prolongé avait fini par perforer la cloison.

Déchirures du périnée. — Certaines femmes, (il y en a beaucoup dans ce cas là) ont une ouverture vaginale étroite. Au moment de la défloration, il peut se produire une déchirure de l'orifice vulvaire, généralement dans l'angle inférieur; cet accident n'a rien de grave, il guérit tout seul avec un peu de repos et de la propreté. Les rapports sexuels seront interdits pendant huit jours.

Dans d'autres circontances, il va en résulter ce

Comment on répare les déchirures du périnée

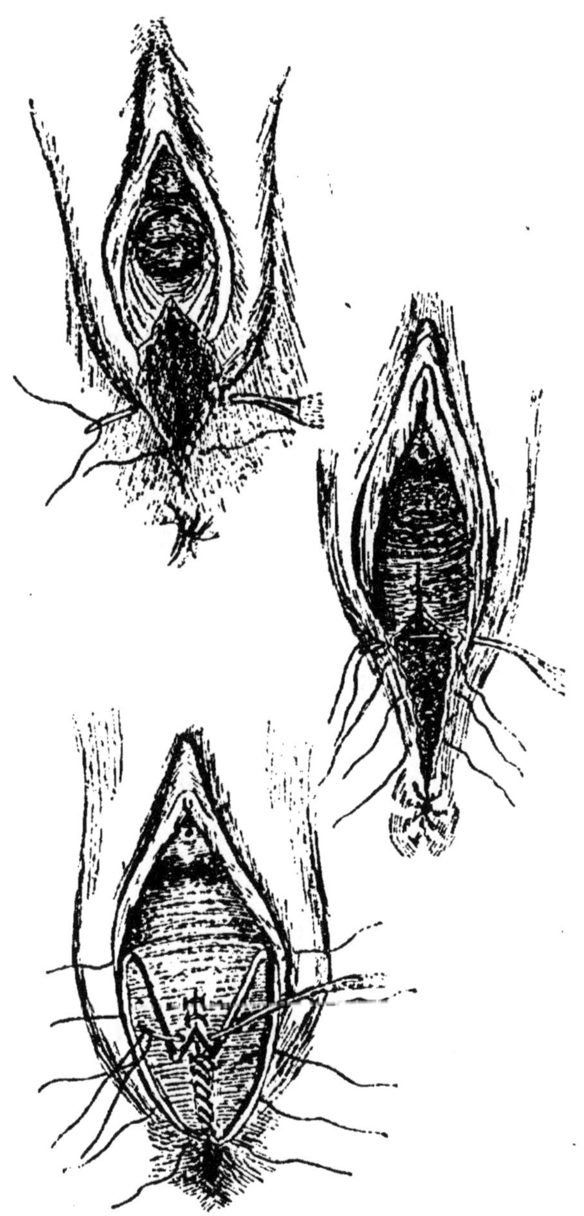

N° 1. Incomplète. — N° 2. Complète. — N° 3. Totale.

qu'on appelle du *vaginisme*. La chose est alors plus grave. La jeune femme ne peut plus supporter les rapports sexuels qui représentent chaque fois pour elle une souffrance telle qu'elle en a la crainte; à cet état s'ajoute une contracture nerveuse et l'union des époux risque d'être fort compromise, une intervention chirurgicale sans danger sera parfois le seul remède.

Mais la rupture du périnée véritable est la déchirure de la région étendue de la vulve à l'anus, provoquée par le passage de l'enfant au moment de l'accouchement.

On distingue la déchirure du périnée qui n'intéresse que la peau et la muqueuse, et dont bien souvent il n'y a pas à s'occuper, et la rupture du périnée, où le plancher musculaire est effondré, allant jusqu'à faire éclater tout le périnée et même l'anus.

D'habitude, on étudie cet accident parmi ceux de la grossesse.

On conçoit que la rupture entraîne de sérieuses conséquences. Jadis on soignait les malheureuses ainsi atteintes en les condamnant à un long séjour au lit, les jambes et les cuisses liées l'une contre l'autre.

Aujourd'hui, l'accoucheur suture la brèche aussitôt après la délivrance, plan par plan, et la guérison est la règle.

Cependant, il faut très peu de choses pour faire suppurer une plaie; si la suture s'infecte, on doit relâcher les fils et attendre. La guérison s'obtient en deux échelons consécutifs. D'abord, on soigne la plaie par des pansements, des lavages, et on attend qu'elle se cicatrise. Quand la chose est faite, la femme peut reprendre ses occupations mais elle est toujours gênée; souvent elle est incapable de retenir ses matières fécales, elle risque de contracter une descente de matrice (voir prolapsus utérin) bref elle n'a aucun intérêt à tergiverser, l'état général empire, des maux de tête constants assombrissent l'existence, il faut passer au deuxième stade du traitement.

Le chirurgien doit alors intervenir et pratiquer ce qu'on appelle une *périnéorraphie*. Cette opération consiste à inciser la peau selon une ligne demi circulaire, à décoller la muqueuse vaginale, à placer des fils en anses profondément, puis à faire un avivement large et à suturer les muscles, la muqueuse, la peau, pour resserrer l'orifice vaginal. Si les tranches de la plaie sont bien rapprochées, sans dépôt de sang interposé, le succès est complet et rapide et c'est là le type d'une intervention de chirurgie réparatrice, le plus consolant qui soit.

Déviations de l'utérus. — L'utérus, nous l'avons vu, occupe une position que l'on n'est pas encore parvenu à déterminer avec exactitude, mais en pratique, on admet qu'il s'appuie sur la vessie et que son bas-fond s'incline en regardant dans la direction de la face interne de l'ombilic. Il est assez fréquent qu'il prenne des attitudes anormales, soit par coudure du col sur le corps (flexion), soit par déplacement total, inclinaison anormale de tout l'organe (version).

Le fléchissement en avant ou *antéflexion* du corps formant un angle avec le col, est le désordre le plus fréquent. Il peut remonter à la naissance.

Dans les antéflexions de ce genre, l'utérus se développe mal, il garde des caractères infantiles avec un corps peu développé formant un coude sur un col volumineux.

De ce fait, la malade est condamnée à la *dysménorrhée* (troubles des règles) et à la *stérilité* (impossibilité d'avoir des enfants). On doit soupçonner un utérus de ce genre chez les jeunes filles et les jeunes femmes qui se plaignent de règles irrégulières, douloureuses, les contraignant à garder le lit au besoin.

Les inflammations de la cavité utérine, c'est-à-dire les *métrites*, sont une cause d'antéflexion (voir plus loin).

Le traitement sera demandé au chirurgien qui fera une dilatation progressive au moyen de tiges métalliques, de grosseur croissante, jusqu'à un espace suffisant pour introduire une curette, faire un curettage, puis des pansements.

On retire aussi les meilleurs résultats des douches vaginales chaudes, sous pression, données à Luxeuil.

La rétroversion, vient ensuite par ordre de fréquence; c'est une déviation totale de tout l'utérus en arrière, beaucoup plus fréquente que la rétroflexion où le col, restant en place, seul le corps se fléchit en arrière.

Dans les deux cas, l'organe se rapproche du rectum.

Certaines formes sont adhérentes, c'est-à-dire qu'il se produit des adhérences entre la matrice, et les organes voisins, et l'organe est comme lié en mauvaise position. D'autres formes sont réductibles. De toutes manières, il y a presque toujours des lésions inflammatoires des ovaires et des trompes.

La cause la plus ordinaire de cette affection est le retour en mauvaise place de la matrice après l'accouchement ou l'avortement. On l'observe également chez les femmes dont le périnée a été rompu.

Très rarement, mais enfin quelquefois, cette déviation est congénitale et se rencontre chez les jeunes filles vierges.

La rétroversion engendre des douleurs, des pesanteurs dans la région des reins; l'anus est comme comprimé par un poids et laisse croire que la défécation n'est jamais complète. C'est encore un cas où les règles sont douloureuses et irrégulières. Un pareil accident rend les rapports sexuels pénibles et expose à la stérilité ainsi qu'à des troubles nerveux bizarres donnant à croire à de l'hystérie : caractère irritable, incompréhensible, vomissements, toux quinteuse, sèche, troubles de l'estomac et même crises hystéro-épileptiformes.

Le diagnostic de ces déviations est fait par le médecin au moyen du toucher vaginal.

Déviation de la matrice

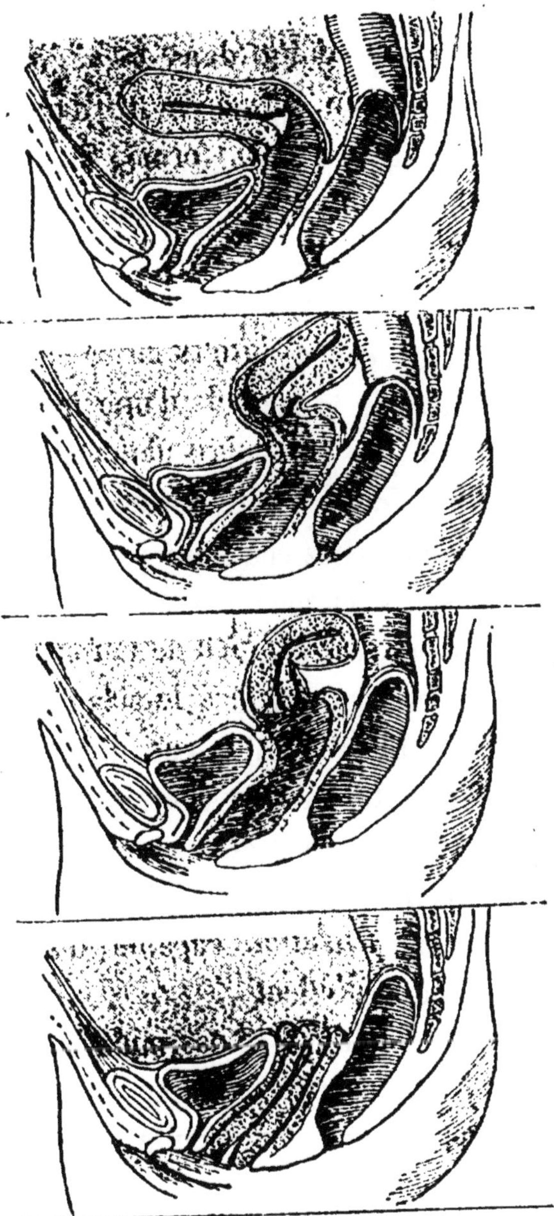

1. Antéversion. — 2. Rétroversion. — 3. Rétroflexion. —
4. Prolapsus utérin.

Il introduit un doigt dans le vagin et, s'il le faut dans le rectum, afin de sentir dans la profondeur, la consistance, la forme, la position de l'utérus qu'il maintient par pression de son autre main sur la paroi abdominale.

Un médecin doit toujours protéger ses mains par un gant ou des doigtiers en caoutchouc surtout pour garantir la malade d'une infection possible apportée par les doigts dont la rainure de l'ongle pullule toujours de microbes très difficiles à déloger, même chez ceux qui prennent, de leurs ongles, les soins les plus attentifs.

Généralement, cet examen se fait sur la femme couchée, les cuisses écartées, le siège soulevé par des coussins. Dans certains cas, il se fait sur la femme debout, les jambes écartées, un pied surélevé posé sur un tabouret.

Un médecin adroit sait n'éveiller chez sa malade aucune sensation capable d'alarmer sa pudeur ni aucune douleur.

Quand la déviation n'est pas maintenue par des adhérences, on peut la corriger au moyen d'un appareil appelé pessaire, appliqué après que le médecin a remis l'organe en place au moyen de manœuvres externes.

Bien que peu agréable, ce traitement plaît à beaucoup de femmes qui le préfèrent à une opération. En fait, il procure une amélioration illusoire puisqu'il pallie à la déformation sans la guérir.

Le pessaire est un appareil, dont il existe de nombreux modèles qui, introduit dans la cavité vaginale, appuie sur le col et le maintient en prenant sa résistance contre les parois et principalement sur la face interne du pubis.

A quoi bon donner des détail sur les pessaires? Les modèles varient, ils ont, tous, leurs avantages et leurs inconvénients. Le plus commode, semble-t-il, est un simple anneau à ressort recouvert de caoutchouc, une sorte d'anneau de rideau coudé selon une courbe calculée pour repousser le col en arrière et supporter comme un lit le corps ramené en avant.

Quel que soit le pessaire, il est nécessaire de le sortir souvent, de le nettoyer, de le faire bouillir. La chirurgie actuelle donne de telles garanties que l'opération est de tous points préférable.

Il existe plusieurs procédés qui doivent rester au choix du chirurgien. Citons : l'hystéropexie abdominale, qui consiste à fixer par des points de suture, l'utérus à la paroi de l'abdomen; ou encore, le raccourcissement des ligaments ronds. On se rappelle de ces ligaments que nous avons décrits en parlant de l'anatomie de l'utérus, qui partent de chaque côté de l'utérus près des trompes, traversent la paroi de l'abdomen au ras du pubis et se terminent par un épanouissement dans les grandes lèvres. Le chirurgien, sans avoir besoin d'ouvrir le ventre, va chercher ces ligaments au moment de leur sortie de la paroi abdominale, les attire, les rapproche, les replie et les suture. Les résultats sont très bons.

Dans la plupart des cas, la rétroversion est la conséquence d'une rupture du périnée; elle se guérit chirurgicalement avec une périnéorraphie.

Prolapsus utérin. — L'utérus, mal soutenu, peut descendre à la vulve et même sortir au dehors.

Presque toujours, on doit cet accident à l'effondrement de tout le plancher pelvien et la chute de l'utérus s'accompagne presque toujours de l'abaissement de la vessie combiné avec l'affaissement de la paroi postérieure du vagin et le glissement du rectum.

Cette chute de la matrice est plus ou moins

accusée. Avec Trélat, on admet qu'elle s'observe chez des sujets présentant une position particulière, dont le périnée est mal formé, avec des muscles peu résistants.

La cause habituelle en est l'accouchement.

Il est très rare (cela arrive pourtant), que le prolapsus génital apparaisse brusquement chez une jeune femme à la suite d'un effort, il ne se fait en général que peu à peu.

Dès le début, la malade se plaint de ressentir une pesanteur dans le bas-ventre, à la naissance des jambes, des tiraillements dans les reins, symptômes augmentés par la marche et la station debout. Il n'est pas rare que les urines demandent à être fréquemment expulsées ; il en résulte même une véritable incontinence d'urine assez fâcheuse. La constipation est habituelle.

Il n'y a aucune corrélation entre les douleurs ressenties et la gravité de la lésion. Certaines femmes ont des souffrances vraiment intolérables avec un utérus légèrement abaissé, quand d'autres tolèrent une matrice qui pend entre leurs cuisses.

Il est rare que le prolapsus utérin ne soit pas accompagné de *ptose*, c'est-à-dire de chute des viscères. Tous les organes contenus dans l'abdomen sont comme entraînés vers le vagin; la peau du ventre est flasque; l'intestin, l'estomac, sont abaissés; souvent le ventre est proéminent et tombe comme une besace devant les cuisses; on peut noter un rein flottant.

On comprend que de pareils désordres entraînent des troubles parfois même assez graves et tout au moins un fâcheux retentissement sur le système nerveux. Presque toujours ces malades sont neurasthéniques.

Dans les cas très prononcés, le diagnostic est facile, sinon le médecin doit avoir recours à des mensurations assez délicates.

Il n'existe pas de remède à proprement parler, seule la chirurgie est indiquée. On peut fixer en bonne place un utérus ainsi abaissé; parfois, une simple périnéorraphie suffit pour tout réparer. Cependant, dans les cas très graves avec un utérus volumineux que l'on doit craindre de voir dégénérer en fibrome, et surtout chez une femme qui approche du retour d'âge, le meilleur est d'enlever la matrice et de refaire un plancher pelvien solide.

Inversion de l'utérus. — Il est assez rare, la

chose arrive pourtant, qu'un utérus puisse se retourner comme le ferait un bonnet de coton ou un doigt de gant. Cela s'observe sur des utérus à parois ramollies, à large orifice, après l'accouchement, ou bien quand il y a une tumeur, un fibrome accroché dans le fond de la cavité.

Cet accident pris au début, il n'est pas difficile de repoussser le fond à sa place ; mais si l'orifice a eu le temps de se resserrer, on a comme une tumeur étranglée par un bourrelet et il faut, de toute nécessité, appeler un chirurgien.

Métrites. — On appelle métrite l'inflammation de l'utérus.

Comme toute inflammation, la métrite résulte d'une infection de la matrice par l'un quelconque des microbes connus.

La vulve et le vagin sont normalement habités par de nombreux microbes ; il n'en est pas de même de la cavité utérine qui reste stérile, même après les règles. Quand cette dernière contient des microbes, c'est qu'ils ont été apportés du dehors.

L'infection de la matrice et de ses annexes, trompes, ovaires, relève à peu près toujours de deux causes : la blennorragie, ou l'infection puerpérale.

La blennorragie est une maladie due à un microbe spécial : le gonocoque et l'on peut dire que c'est la plus répandue des maladies vénériennes.

Janet disait : « S'il fallait classer les grands « fléaux de l'humanité, je n'hésiterais pas à mettre « la blennorragie et la syphilis, immédiatement « après la tuberculose, avant le cancer. »

Certes, la fréquence de la blennorragie est grande et ses conséquences sont des plus redoutables, particulièrement chez la femme. Pour traiter la question, il n'est pas trop d'un ouvrage spécial, et je prie le lecteur que la chose intéresse, de bien vouloir se reporter au volume de cette collection où je parle *des maladies vénériennes.*

L'infection puerpérale est celle qui résulte d'un accouchement ou d'une fausse couche soignés malproprement. En général elle est due aux microbes habituels de l'infection dont le plus à craindre est le streptocoque.

La présence du microbe ne suffit pas pour faire éclater la maladie; il faut que le terrain se prête à l'ensemencement et au développement des germes morbides.

Le gonocoque s'implante avec prédilection à

l'intérieur de l'urètre, du col de l'utérus, du corps utérin et des trompes.

En général, il commence par s'établir dans l'urètre d'où il est assez difficile de le déloger. C'est de là qu'il peut être poussé vers le col, il pénètre alors par le museau de tanche et il reste longtemps dans la cavité du col où on doit aller le combattre. Mal soignée, cette infection devient chronique et gagne en profondeur vers le fond de la matrice.

Les gonocoques trouvent, dans certaines circonstances, des occasions favorables qui hâtent leur progression, par exemple la congestion mensuelle des règles ; les chocs résultant de rapports amoureux trop violents et surtout trop fréquents ; l'étroitesse de l'orifice du museau de tanche qui retient les produits de l'infection ; l'accouchement ou l'avortement qui suppriment tout obstacle entre la cavité du col et celle du corps utérin.

Après un avortement ou un accouchement les microbes sont introduits par des instruments souillés, la main d'une sage-femme malpropre, une eau d'injection mal stérilisée. Leur action nocive se trouve favorisée pour peu qu'il reste des fragments de membranes (ce qui est fréquent dans les avortements), en outre, la muqueuse de l'utérus reste fragile et congestionnée, tout à fait comparable à une plaie saignante, tant que l'organe n'est pas revenu à son volume normal.

L'infection de l'utérus est une de celles qui a le plus de tendance à passer à l'état chronique; en effet, les chirurgiens savent bien aujourd'hui que pour obtenir la guérison d'une plaie profonde, il faut s'ingénier à la ramener au type le plus rapproché d'une surface plane. Toute plaie anfractueuse (et l'utérus est une anfractuosité profonde) retient les produits putrides, le pus, et s'infecte donc continuellement.

La métrite se présente sous deux formes : limitée à la couche superficielle qui revêt la cavité utérine, elle constitue l'*endométrite*, infection particulière aux jeunes femmes. Etendue aux couches profondes, c'est la *métrite parenchymateuse* caractéristique des femmes d'un certain âge ayant plusieurs enfants.

La chose est importante, car du diagnostic dépend le traitement.

Vue à l'œil nu, la muqueuse est épaissie; elle est inégale à sa surface, boursouflée, molle, pulpeuse, semblable à la gelée de groseille; sa coloration est quelquefois plus foncée et l'on a alors l'apparence d'une couche de sang transformé en caillot noirâtre, mou, sanguinolent.

Nous avons vu que la muqueuse avait, normalement, un millimètre d'épaisseur; en cas de métrite, elle peut atteindre jusqu'à un centimètre.

Dans certains cas, l'intérieur de la matrice est recouvert de véritables végétations mollasses, de granulations; or, tous ces tissus se détachent aisément sous le grattage; de là le traitement classique et efficace de l'endométrite, par le curettage qui enlève la muqueuse ramollie et respecte le muscle utérin résistant.

Les glandes sont augmentées de volume, parfois même gonflées de mucosités purulentes. Tous les éléments constitutifs, cellules, vaisseaux, se dilatent et se multiplient; il se forme de petits kystes (œufs de Naboth), des ulcérations surtout sur le col, des déchirures de vaisseaux sanguins ou des lésions fibreuses et scléreuses.

Selon la prédominance de telle ou telle lésion, les médecins parlent de : *métrite scléreuse, métrite exfoliatrice, métrite hémorragique*, etc...

Trois signes principaux caractérisent les métrites : des glaires, du sang et des souffrances.

Il ne faut pas confondre les glaires de la métrite avec l'écoulement de la *leucorrhée* ou pertes blanches (voir plus loin). Les pertes de la métrite sont d'une couleur blanc-jaunâtre, légèrement visqueuses, abondantes lorsqu'elles proviennent du corps de la matrice; celles du col sont comme des glaires tenaces, filantes, gélatineuses; dans quelques cas, elles s'écoulent par brusques débâcles, il est rare qu'elles soient continues.

Dans les métrites, la suppression ou la diminution des règles sont l'exception; au contraire, les pertes menstruelles deviennent plus abondantes et s'accompagnent de débris membraneux. L'écoulement sanguin prend quelquefois les caractères inquiétants d'une véritable hémorragie, surtout dans les métrites des jeunes femmes consécutives à un avortement ainsi que dans certaines formes chez les femmes au moment du retour d'âge.

Les douleurs sont de deux sortes; tout d'abord, la femme tolère mal l'examen du médecin, le doigt qui va toucher sa matrice est pénible sinon douloureux. La souffrance est plutôt ressentie comme une sorte de névralgie s'étendant dans le coccyx, l'anus, les reins, les plis de l'aine, quelquefois même du côté de la vessie. Souvent les femmes souffrent en allant à la selle, elles évitent de satisfaire à cette nécessité et les voici constipées.

En médecine on appelle *syndrôme utérin* un ensemble de symptômes d'ordre général communs à toutes les maladies des organes génitaux internes. Il n'est pas d'organe qui ne puisse être le siège de ces troubles causés par le mauvais état de l'utérus. Tous ces phénomènes sont surtout accentués dans la métrite; ils peuvent prêter à illusion et donner à croire à des maladies spéciales, mais le médecin connaît trop bien la question pour s'y laisser prendre; que de fois une malade n'est-elle pas sur le point de s'indigner lorsqu'un médecin lui demande de pratiquer l'examen de ses organes génitaux, alors qu'elle est venue consulter pour des digestions mauvaises ou des palpitations!

Dans l'ordre de fréquence et d'intensité, viennent d'abord les accidents du côté de l'estomac. La digestion est paresseuse; l'organe est dilaté, on observe de la gastralgie, des nausées et parfois des vomissements.

C'est ensuite l'intestin, presque toujours frappé de constipation, de gonflements avec gaz, et même d'entérite muco-membraneuse.

Chez des malades qui n'ont aucune lésion à

l'auscultation, on note une toux sèche, quinteuse, étouffée, le cœur est pris de palpitations, il y a des points douloureux dans la poitrine, des névralgies intercostales.

Enfin, le système nerveux s'en ressent. Combien de malheureuses que l'on traite avec compassion de neurasthéniques, d'hystériques, et même, si l'on osait, de déséquilibrées doivent leur état pénible, à une métrite insoupçonnée! Cet état nerveux est grave, car il peut persister après la guérison totale de la métrite.

La métrite explique les impulsions, les sautes d'humeur, les caprices et le mauvais caractère de ces malades qui sont tellement à plaindre car elles souffrent et tourmentent leur entourage.

Pour faire un diagnostic, le médecin possède comme moyens d'examen : le toucher vaginal, combiné au palper abdominal, l'examen au speculum et à l'hystéromètre.

Le toucher vaginal permet d'apprécier le volume, la mobilité, la sensibilité de l'utérus et du col. Dans la métrite chronique, parenchymateuse, l'utérus est augmenté de volume; il reste généralement mobile si, dans l'interrogatoire de la malade, on ne relève pas l'histoire d'une ancienne poussée infectieuse voisine. La sensibilité est accrue, le col est entrouvert, donnant parfois au bout du doigt une sensation de mollesse et de surface bosselée. Après cette première inspection, le médecin s'adresse au speculum.

Il existe des tables d'examen élevées, disposées avec des étriers en fer, des supports pour les pieds de la malade. On peut s'en passer, mais alors il faut coucher le sujet à examiner sur un lit ou un divan, le corps en travers, le siège dépassant le bord du matelas.

La malade devra s'asseoir sur ses poings fermés. On peut demander le secours de deux aides pour maintenir chacun une jambe. Le dos appuyé au lit, ils saisissent chacun un pied à pleine main et soutiennent le creux du genou plié sur leur avant-bras. A défaut d'aides, le médecin assis sur un siège bas, en face de la malade, peut se contenter de placer les pieds de celle-ci sur ses genoux à lui.

Avant d'aller plus loin, on commence par inspecter la vulve, sa couleur, les mucosités qui en coulent et les taches de la chemise.

Puis, avec un tampon d'ouate hydrophile, de l'eau tiède et du savon, on procède à une toilette superficielle. Au besoin, on coupera aux ciseaux les poils gênants.

Ceci fait, on prend le speculum fermé, préparé d'avance sur un plateau.

Il existe plusieurs modèles de speculum; le plus commode, à peu près le seul usité actuellement, est le spéculum bivalve dit : en bec de canard. Il s'agit de deux valves métalliques munies chacune d'un levier. Elles sont articulées par leur base de telle sorte, qu'en appuyant sur les leviers, pour les rapprocher l'un de l'autre, on écarte l'extrémité des valves qui s'ouvrent comme un bec de canard. Une tige à pas de vis, sur laquelle se déplace un écrou, permet de maintenir l'écartement voulu. L'appareil fermé forme une sorte d'entonnoir à orifice circulaire mais dont les bords sont aplatis.

Le speculum, fermé, propre, bouilli, ou flambé à l'alcool est enduit sur sa face externe d'une bonne couche de vaseline. On l'introduit, en le tenant par son orifice circulaire, entre le pouce et l'index. On l'enfonce d'abord de façon à mettre son axe transversal dans le sens de la fente de la vulve. Il faut le faire pénétrer sans brutalité, à fond, en appuyant un peu sur la fourchette périnéale, en direction du sacrum, puis on lui fait décrire sur lui-même un quart de tour de manière à ramener les leviers dans l'axe de la rainure inter-fessière. La main droite saisit alors les deux bras du levier, alors que la main gauche maintient l'orifice circulaire en place.

L'index en dessous, le pouce en dessus, on rapproche les deux leviers, les valves s'écartent et on aperçoit dans le fond, avec un bon éclairage, la muqueuse du vagin distendue. Avec un peu d'habitude, en retirant doucement vers soi le speculum entr'ouvert, on distingue soudain, dans le fond et en haut, le col de l'utérus qui surplombe; il échappe à la valve supérieure et l'on a nettement l'impression que celle-ci est soulagée d'un poids. Quand le col est bien en vue, on l'engage entre les deux valves qu'on ouvre au maximum; il ne reste plus qu'à serrer l'écrou sur la tige filetée.

Le médecin peut alors libérer sa main droite pour tout usage nécessaire; il lui suffit de maintenir le spéculum en tenant les leviers de la main gauche.

Avec le speculum, à l'éclairage ordinaire d'une fenêtre, on voit les altérations de volume et de forme du museau de tanche, ainsi que les sécrétions qui en sortent.

Chez une femme jeune, on diagnostiquera une endométrite d'origine gonococcique, localisée à la cavité cervicale, lorsqu'on trouve un col petit, parfois conique et allongé, dont l'orifice régulier, en trou circulaire, à peine ouvert (si la femme n'a jamais eu d'enfants) laisse écouler une glaire gélatineuse qui devient plus nette si l'on projette sur elle un jet d'eau bouillie tiède. En général, cet aspect coïncide avec des règles douloureuses.

Chez une femme plus âgée, ayant eu des enfants, le col est volumineux avec un orifice dilaté à bords rouges, retournés en dehors, parfois ponctué de granulations qui sont de petits kystes.

La métrite est une maladie grave, essentiellement chronique, ayant tendance à s'aggraver presque fatalement, qui se complique d'accidents dus à la propagation de l'infection vers les trompes, le péritoine et la cavité pelvienne.

A une malade de ce genre, on doit recommander le repos, repos physique et repos sexuel.

Le traitement est actuellement assez bien déterminé. On sait qu'il faut prescrire des douches vaginales abondantes (trois à huit litres) très chaudes (40 à 42° chez les jeunes femmes, 45 à 47° chez les femmes âgées). Autant que possible, elles seront pratiquée deux à trois fois dans la journée, et toujours dans la position couchée sur le dos.

Depuis quelques années on préconise la cure dite de Luxeuil. C'est une douche vaginale que l'on donne à la femme en position couchée, aux températures que j'ai indiquées ; seulement on fait passer dans le vagin à l'aide d'une canule à double courant, environ 100 litres d'eau pendant une durée de vingt minutes à une demi-heure.

Les résultats de cette méthode sont excellents. On peut les favoriser par l'hydrothérapie, la douche en jet, chaude.

Entre les injections, on place au fond du vagin, à l'aide du speculum, un tampon d'ouate hydrophile imbibé de glycérine additionnée d'une substance antiseptique : goudron, ichthyol, iode, etc... Il n'y a pas de remède spécial, tout dépend de l'état de la malade et du caractère des lésions.

On prépare maintenant des ovules à la glycérine solidifiée qui sont très pratiques. On les trouve dans le commerce et il y en a de plusieurs sortes contenant des substances antiseptiques diverses. Les ovules, gros comme un œuf de pigeon, sont contenus dans une enveloppe de papier d'étain. Au moment de s'en servir on déchire cette enveloppe, on trempe l'ovule un instant dans un peu d'eau chaude et on l'introduit dans le fond du vagin ; la chose peut être faite par la malade elle-même, sans le secours du spéculum. Ce médicament fond à la température du corps ; pour éviter qu'il tache les linges et les draps, la femme doit se garnir comme au moment de ses règles.

Mais la guérison nécessite souvent la dilatation du col qui facilite l'écoulement des matières septiques et répond autant que possible au principe chirurgical universellement admis qui fait une loi d'ouvrir largement les plaies profondes.

Pour dilater le col, on introduit une *laminaire*.

La laminaire est un fragment desséché d'une sorte d'algue marine, conservé stérile et qui, placé dans la cavité utérine, se gonfle en présence de l'humidité de la région. Ce gonflement augmente le volume de la laminaire au quintuple ; il en résulte la dilatation cherchée.

Quand le col est largement ouvert, le médecin peut toucher la muqueuse avec différents antiseptiques : glycérine créosotée, iode, chlorure de zinc au 1/10, nitrate d'argent, bleu de métylène, etc..., ou y insuffler quelque poudre antiseptique. Ces pansements sont répétés environ tous les deux ou trois jours et doivent être suivis d'un léger tamponnement ou d'une mèche de tarlatane.

S'il s'agit d'une métrite à forme glaireuse, il faut se contenter de douches et pansements.

Si c'est une métrite hémorragique, les résultats sont meilleurs avec un curettage.

Le curettage est une opération bénigne que l'on fait d'habitude quatre ou cinq jours après les règles. A la suite d'un nettoyage antiseptique du vagin, on fait la dilatation du col avec des bougies de Hegar qui sont des tiges métalliques, diversement calibrées et que l'on introduit, l'une après l'autre, en commençant par un petit diamètre puis en augmentant progressivement.

Quand le col est assez ouvert pour permettre le passage d'une curette, le chirurgien gratte la muqueuse sur toute la surface pour l'arracher par lambeaux. La curette est une sorte de petite cuiller à long manche dont les bords sont tranchants; on la manie sans brutalité, un peu comme on manœuvre une cuiller pour détacher le blanc coagulé, adhérent à l'intérieur de la coquille d'un œuf à la coque. Ce raclage des parois est continué jusqu'à ce que le chirurgien sente une résistance spéciale et que son oreille perçoive un crissement caractéristique.

Après le curettage, on lave la cavité utérine avec une sonde à double courant, on l'écouvillonne avec un antiseptique, puis on laisse une mèche de gaze stérilisée.

Dans les métrites chroniques à gros col où l'on voit les lèvres du museau de tanche éversées, bourgeonnantes avec des petits kystes en surface, il vaut mieux conseiller l'opération de Schroeder qui consiste à exciser chaque lèvre, à enlever les parties bourgeonnantes, puis à suturer les bords du cône ainsi creusé. Dans les métrites douloureuses, chroniques à col volumineux, on préfère pratiquer résolument l'amputation du col.

Quel que soit le traitement pratiqué, toute femme atteinte de métrite doit observer le repos et, si possible, la chaise longue. Elle suivra un régime d'où seront exclus l'alcool, le café, le thé, les excitants, le poivre, et tout aliment qui ne soit pas rigoureusement frais. Elle ne mangera pas de charcuterie, de gibier, ni de viande de conserve et elle veillera à ne jamais rester constipée.

Troubles des règles. — Les pertes menstruelles, c'est-à-dire les époques, se reproduisent régulièrement pendant toute la période d'activité génitale de la femme, tous les mois ou treize fois par an, selon des règles que l'on ne connaît pas encore.

Elles durent en moyenne de trois à six jours. Elles sont dues, nous l'avons dit, à une congestion locale de l'utérus.

Les auteurs ne sont pas d'accord pour définir le volume normal de sang ainsi perdu chaque fois. Les uns parlent de cinq à six grammes, les autres de cent grammes, il semble qu'on peut s'en tenir au chiffre moyen de deux cents grammes.

Cette perte de sang varie selon l'âge de la femme, les races les climats et le régime alimentaire. Au début, il y a peu d'écoulement, puis la quantité augmente pendant la période d'activité sexuelle, pour diminuer encore avant de se tarir à l'âge de la ménopause (retour d'âge).

Le sang des règles est rouge, liquide, un peu visqueux, assez foncé de couleur, il empèse le linge et présente une odeur spéciale. Dans le public il est réputé pour être irritant, c'est d'ailleurs la raison pour laquelle les prescriptions mosaïques interdisaient les approches de la femme, par son mari pendant la période des règles ou quelques jours après.

Plus elles sont abondantes, plus elles durent longtemps ; les règles se reproduisent tous les vingt-cinq à trente jours, mais quelquefois les femmes avancent ou retardent de quelques jours, bien qu'elles ne soient pas malades.

L'apparition des règles n'a pas la précision rigoureuses que certains auteurs prétendent, cependant il est convenable de s'inquiéter lorsque les retards ou les avances se reproduisent plusieurs fois de suite, surtout avec coïncidence d'augmentation ou de diminution de l'écoulement, avec des douleurs dans le ventre.

En grande généralité, la suppression des règles chez une femme bien portante est un signe de grossesse, bien que, je l'ai déjà dit, on voit des femmes enceintes continuer à être réglées jusqu'à peu de temps avant l'accouchement.

Toutes les pertes de sang qui apparaissent en dehors des règles habituelles sont appelées *métrorragies*. On appelle *dysménorrhée* les règles difficiles et douloureuses, la suppression des règles est dite : *aménorrhée*.

Les métrorragies s'observent dans certaines

métrites ainsi que nous venons de le voir, dans beaucoup de tumeurs sans gravité, dans les fausses-couches, et à la suite d'accouchements dont la délivrance a laissé des lambeaux de membranes. C'est ainsi parfois un signe d'un état général mauvais. Les femmes âgées doivent se méfier des métrorragies, signe de probabilité d'un cancer de l'utérus. On a même prétendu que l'apparition de pertes de sang chez une femme qui avait passé le retour d'âge indiquait fatalement un cancer. Il y a une part d'exagération et les malades doivent être convaincus qu'en médecine il n'y a rien d'absolu.

Les hémorragies vaginales trop fréquentes affai-blissent les malades. Certaines femmes ont des pertes de ce genre pour le moindre effort, un excès de coït, une fatigue. Quand l'accident est plus marqué, l'hémorragie devient inquiétante, la malade qui perd abondamment depuis quelques heures est prise de vertiges, de faiblesses, ses oreilles bourdonnent, son pouls est petit, faible, difficile à sentir sous le doigt, rapide, elle a la sensation angoissante de mourir peu à peu, elle dit elle-même qu'*elle s'en va*. Elle se plaint d'une grande soif, sa langue est sèche.

Les métrorragies sont un ordre d'aller consulter un médecin. En l'absence de celui-ci, et en attendant qu'il vienne, il faut maintenir la malade couchée, dans son lit, la tête basse et les pieds élevés. On mettra par exemple, trois ou quatre briques sous les pieds du lit, la tête reposant sans oreiller ni traversin, plus basse que les jambes. On calme aussi l'écoulement avec des injections vaginales très chaudes.

Le médecin jugera la situation et il faut l'écouter s'il ordonne un curettage.

La *dysménorrhée* est un signe de beaucoup de maladies; elle n'est pas particulière aux troubles des organes génitaux. Elle est due tantôt à l'inflammation des trompes, des ovaires, de l'utérus (métrites, salpingites, salpingo-ovarites) tantôt aux déviations de l'utérus, déviations en avant surtout; tantôt à de la chloro-anémie, de la tuberculose, ou quelque autre maladie d'ordre général.

La malade se ressent des troubles que j'ai signalés en parlant de la métrite, sous le nom de syndrôme génital, et particulièrement de troubles nerveux variés : bizarrerie du caractère, tristesse sans causes, pesanteurs et douleurs dans le bas-ventre, etc...

Ces symptômes ne sauraient être combattus sans s'adresser à la cause principale. Les injections chaudes, les grands bains et surtout l'hydrothérapie sont les meilleurs traitements. On calme les douleurs en faisant garder le repos au lit avec des cataplasmes chauds sur le ventre. Si cela ne suffit pas, on donnera des lavements aussi chauds que possible, que la malade devra garder, suivant la méthode que voici :

Après un lavement évacuateur, généralement de l'eau de guimauve ou de l'eau de lin légèrement salée, quand la selle désirée est obtenue, on donne un deuxième lavement, mais cette fois avec une poire en caoutchouc. Ce lavement, du volume d'un demi-verre à boire, sera composé d'un jaune d'œuf battu dans de l'eau de guimauve (125 grammes) très chaude où l'on ajoute de dix à trente gouttes de laudanum de Sydenham.

Ce remède réussit en général fort bien.

Si l'on craint la constipation on peut encore appliquer avec succès un suppositoire belladoné que l'on enfoncera aussi loin que possible dans le rectum.

>   Extrait de belladone . . . .   0 gr. 03
>   Beurre de cacao . . . . . .   Q. S.

Pour un suppositoire n° 6.

Un à trois suppositoires en vingt-quatre heures.

Contre les règles douloureuses, voici une formule excellente qui m'a donné toujours les meilleurs résultats.

Alcoolature de racine d'anémone pulsatile	25	grammes
Alcoolature d'armoise.	25	—
Teinture de safran	25	—
Teinture d'hamamelis virginica	25	—
Macération aqueuse de vanille.	80	—
Infusion de génepi	120	—
Sirop de sucre	Q.S. p. 500 gr.	

Élixir dont on prendra de une à quatre cuillerées à partir de huit jours avant la date supposée des règles.

L'antipyrine, par cachet de 0 gr. 50 et même l'aspirine, suffisent parfois pour calmer les douleurs des règles; on donne sans inconvénients 1 gr. 50 dans la journée, de l'un ou l'autre de ces remèdes.

L'apiol est réputé contre ce genre de maladies. C'est un liquide huileux, extrait du persil, qui se donne en capsules aux doses quotidiennes de 0 gr. 25 à 0 gr. 50 par jour.

L'aménorrhée, qui est la suppression des règles, doit laisser supposer en premier une grossesse possible ; il est important pour la vie d'une malade de ne pas s'aventurer dans un traitement à l'aveuglette, sans être bien certain qu'il n'y a pas un commencement de grossesse. Nous verrons plus loin ce qu'il faut penser des fausses-couches et des avortements.

L'aménorrhée, bien souvent constante, ou apparaissant alternativement avec des crises de dysménorrhée en dehors de la grossesse et du retour d'âge, est un signe de chlorose, d'anémie, et surtout d'altération des ovaires.

Chez les jeunes filles atteintes de malformations congénitales, l'aménorrhée date de l'époque où l'on pouvait espérer voir apparaître les premières règles, c'est un signe d'infantilisme.

En dehors de cela, l'aménorrhée, chez une femme âgée, indique la ménopause (retour d'âge). Chez une jeune femme, du moment qu'il n'y a pas grossesse, on doit penser à des névroses, des maladies générales comme l'anémie, la tuberculose, etc.

Le traitement visera à combattre la cause. En première ligne on recommandera des règles d'hygiène : l'hydrothérapie, l'exercice modéré, et même le massage.

Les injections vaginales chaudes ont parfois leur utilité, mais on ne saurait y recourir sans un ordre du médecin, car il est des cas où elles sont dangereuses.

Suivant les circonstances, le médecin utilise certains remèdes classés, à cause de leurs propriétés spéciales, comme un groupe particulier de substances dites *emménagogues* : safran, apiol, armoise, seigle ergoté, séneçon, etc., il s'adresse aussi aux toniques et surtout aux sels de fer, à condition qu'il n'y ait pas tuberculose, car le fer réussit très mal et peut être dangereux en ce cas.

La malade se trouvera bien de prendre des purgations, des bains de pieds sinapisés, des bains de siège, etc. Voici quelques formules diverses que l'on peut recommander :

Tisane dépurative principalement utile au moment du retour d'âge :

Bardane.	6	grammes
Patience	6	—
Gentiane	6	—
Saponaire.	4	—
Pensée sauvage	4	—
Houblon	4	—
Feuilles de cresson.	5	—
Feuilles de vigne rouge.	30	—
Follicules de séné lavés à l'alcool.	5	—

Dose pour deux litres. Faire infuser la moitié dans un litre d'eau; en prendre deux à trois verres par jour.

Sirop reconstituant pour les neurasthéniques :

Acide phosphorique officinal.	17 grammes
Phosphate de soude.	34 —
Sirop de framboise	150 —
Eau	Q.S. pour 300 gr.

Pilules à prendre pour combattre l'aménorrhée chez les jeunes filles anémiques, non tuberculeuses.

Carbonate de manganèse.	2 centigrammes
Oxalate de fer.	5 —
Arséniate de soude . . .	2 milligrammes
Poudre de noix vomique .	2 centigrammes
Extrait de gentiane . . .	Q. S.

Pour une pilule, n° 60 ; en prendre deux par jour, une au commencement de chacun des principaux repas.

Sirop pour régulariser les règles et faciliter le cours du sang dont la formule rappelle celle de la Jouvence de l'Abbé Soury :

Teinture de Condurango.	8 grammes
Teintures d'écorce d'oranges amères	3 —
Teinture d'hydrastis canadensis. .	3 —
Teinture d'hamamelis virginica. .	3 —
Glycérine neutre à 30°	60 —
Acide chlorhydrique pur	0 gr. 30
Alcool à 90°.	60 grammes
Caramel.	2 —
Eau distillée	Q.S. p. 300 cmc.
(filtrer)	

Une cuillerée à soupe avant le repas de midi et du soir.

On peut encore recommander cette formule d'élixir qui ressemble à celle de l'élixir de Virginie.

Teinture de capsicum annuum . .	2 gouttes
Caramel.	5 —
Kirsch vieux.	20 grammes
Eau distillée d'hamamelis virginica	12 —
Eau distillée.	12 —
Sirop de punch au cognac	Q.S. pour 250 gr.

Un verre à liqueur après le repas de midi et du soir.

Mais malgré l'efficacité de ces formules que j'ai toutes essayées et que j'emploie, il faut que les malades gardent la conviction qu'ils ne peuvent se soigner seuls sans commettre une grosse imprudence et que les remèdes ne sont vraiment utiles que s'ils sont accompagnés d'un traitement hygiénique et d'un régime logiquement établi d'après la constitution de chacun.

Pertes blanches. — On appelle en médecine : *leucorrhée*, ce que le public désigne du nom de *flueurs blanches* ou *pertes blanches*. Il faut distinguer deux genres d'écoulements. L'un est une sécrétion fluide, légèrement onctueuse, claire, tachant le linge de plaques empesées jaunâtres; l'autre consiste en des mucosités filantes analogues à du blanc d'œuf.

Les premières proviennent du vagin. Les secondes sont sécrétées par l'utérus.

Dans le premier cas, il ne faudra pas confondre avec l'écoulement blennorragique que l'on observe même chez les petites filles et qui est dû à une infection par le gonocoque, infection très fréquente pour laquelle il n'est pas besoin d'invoquer des attentats monstrueux (consulter, à ce sujet, mon ouvrage intitulé : *Les maladies vénériennes*).

L'âge de la première période des fonctions sexuelles prédispose à l'apparition des pertes blanches; celles-ci sont aussi fréquentes chez la jeune vierge que chez la femme qui s'adonne aux rapports sexuels.

Un écoulement blanc périodique peut remplacer le sang des règles; ce sont de véritables règles blanches.

La muqueuse utérine se met à sécréter avec abondance des mucosités. On a noté cette anomalie dans tous les états où il y a appauvrissement du sang : anémie, chlorose, tuberculose, convalescence des maladies infectieuses, etc.

La leucorrhée, due à un mauvais état général, affaiblit beaucoup la malade. Il faudra penser à l'influence réelle de la masturbation et soupçonner un développement défectueux de l'utérus, pouvant aboutir à des mauvaises positions de l'organe.

Les pertes blanches véritables s'accompagnent toujours de symptômes plus ou moins inquiétants : palpitations, troubles cardiaques, troubles digestifs, éruptions de la peau (notamment acné). Tout ce qui retarde l'apparition de la puberté engendre presque toujours de la leucorrhée. On portera ses soins à prévenir les névroses possibles.

Le traitement, dirigé par un médecin, s'adressera à la cause. Il s'agira surtout de soins visant à relever l'état général : hydrothérapie, bains de mer, hygiène, repos, etc...

Toute jeune fille atteinte de pertes blanches est un être délicat pour lequel on ne saurait prendre trop de ménagements. On devra lui éviter les émotions violentes, religieuses, mondaines, le surmenage intellectuel (si fréquent à l'époque des concours, brevets et examens).

Chez la femme, les pertes blanches qui ne sont pas dues à l'infection gonococcique, sont aussi un signe de faiblesse; à moins qu'elles ne résultent d'une vulvo-vaginite causée par des injections mal faites et abusives ou par la malpropreté. Il faudra penser à la possibilité de quelques ulcérations profondes.

D'après cela, on voit qu'il n'existe pas, à vrai dire, de remède contre les pertes blanches.

On a recommandé dans certains cas les injectioes vaginales très chaudes avec des infusions de tanin, écorce de chêne, feuilles de noyer. On pourra donner, pour remonter l'état général, une des formules suivantes :

Arrhénal	0 gr. 60
Sirop d'écorces d'oranges .	40 grammes
Vin de Malaga	80 —

A prendre par cuillerées à café; une avant le repas de midi et une avant le repas du soir.

Ou encore :

Prendre pendant quinze jours, avant le repas de midi et du soir, une cuillerée à soupe de la potion suivante :

Sirop iodotanique	600 grammes
Biphosphate de chaux . . .	30 —
Eau et acide chlorhydrique.	Q.S. pour dissoudre
Liqueur de Pearson	20 grammes

Après cette période, terminer les quinze derniers jours du mois en prenant au milieu du repas de midi et de celui du soir, une cuillerée à soupe du deuxième sirop suivant :

Glycérophosphate de chaux . . .	15 grammes
Glycérophosphate de soude . . .	5 —
Glycérophosphate de potasse. . .	5 —
Glycérophosphate de magnésie. .	5 —
Glycérophosphate de fer.	5 —
Teinture de fèves de Saint-Ignace.	45 gouttes
Pepsine	6 grammes
Maltine.	3 —
Teinture de kola	30 —
Teinture de coca	30 —
Sirop de cerises	Q.S. pour 500 gr.

On peut recommander l'huile de foie de morue. Pour les personnes qui ne la supportent pas, voici une formule qui peut tenir lieu de ce remède sans en avoir le goût si pénible.

Nucléinate de soude	0 gr. 50
Vin de Samos	950 grammes
Alcool à 90°	50 —

Dissoudre à froid dans le vin et filtrer au papier. On en prendra un verre à liqueur au repas de midi et au repas du soir.

Enfin, chez les chlorotiques, on se trouvera bien de la formule suivante; analogue aux pilules Pink.

Protoxalate de fer. . .   10 grammes
Poudre de quinquina . .   3   —
Extrait mou de quinquina   Q. S.

Masse à diviser en 100 pilules. Prendre une pilule à la fin des trois repas pendant douze jours, puis deux pilules après chaque repas.

C'est intentionnellement que je ne parle pas d'injections vaginales, car elles sont dangereuses et leur efficacité est douteuse. Toute femme atteinte de leucorrhée doit redoubler de précautions de propreté et user fréquemment de lavages de la vulve à l'eau et au savon, de bains de siège et de grands bains généraux.

Fausses-couches; avortements. — Avortements ou fausses-couches sont deux termes synonymes. Je ferai cependant remarquer que dans le langage des tribunaux, avortements signifie interventions criminelles, tandis que fausses-couches est réservé à l'avortement spontané, accidentel. Dans les deux cas, il s'agit de l'expulsion avant terme du produit de la conception.

L'avortement criminel est des plus fréquents. Les progrès de la science sont venus malheureusement apporter un secours inattendu à l'hécatombe incroyable d'êtres humains en germe.

Le sujet est trop délicat pour que j'insiste, mais, sans vouloir rien ôter à la gloire de Pasteur, on peut dire que ses merveilleuses découvertes, ont favorisé les avortements en rendant moins dangereuses les criminelles pratiques des « faiseuses d'anges ».

Pajot estimait, sans craindre d'exagération, que dans nos pays civilisés il y avait plus d'avortements que d'accouchements.

Le Code pénal, dans l'article 317 arrête ce qui suit :

ART. 317. — *Quiconque, par aliments, breuvages, médicaments, violences, ou par tout autre moyen, aura procuré l'avortement d'une femme enceinte, soit qu'il y ait consenti ou non, sera puni de la réclusion. — La même peine sera prononcée contre la femme qui se sera procuré l'avortement à elle-même, ou qui aura consenti à faire usage des moyens à elle indiqués ou administrés à cet effet, si l'avortement s'en est suivi. — Les médecins, chirurgiens, autres officiers de santé, ainsi que les pharmaciens qui auront indiqué ou administré ces moyens, seront condamnés à la peine des travaux forcés à temps, dans le cas où l'avortement aurait lieu.*

Dans certaines circonstances, très rares d'ailleurs, le médecin est autorisé à pratiquer l'avortement lorsqu'il s'agit de sauver la vie d'une malade. En ce cas, cette opération ne tombe pas sous le coup de la loi, mais à condition qu'elle soit faite au grand jour, après une consultation, avec l'assistance de deux médecins et qu'il soit procédé à une déclaration régulière à l'état civil.

La matrice résiste beaucoup plus qu'on ne le pense souvent aux violences extérieures. Les observations abondent de femmes ayant subi des coups ou des chutes sans que leur accouchement ait été troublé.

Lacassagne rapporte le cas d'une Allemende partie d'Amérique en état de grossesse, qui après une traversée en mer, très accidentée, prend le train au Havre, est victime d'un déraillement; puis, à Paris, fait une chute dans un escalier et arrive enfin en Bavière où elle accouche d'un enfant à terme bien portant.

L'avortement peut être spontané ou provoqué.

L'avortement spontané dépend d'une maladie de l'œuf, d'une malformation du fœtus, mais surtout d'une maladie des parents.

Chez la mère, l'avortement résulte de la syphilis, du cancer, ou de maladies générales comme le scorbut, la tuberculose, la scrofule, la scarlatine, la rougeole, la typhoïde, la diphtérie, la variole, la pneumonie, la péritonite, les maladies de cœur, etc...; il peut encore dépendre d'intoxications comme par exemple par l'oxyde de carbone, le sulfure de carbone, le mercure, le plomb, la nicotine, le tabac, l'opium, l'alcool, la morphine, la cocaïne, l'éther, etc... On peut enfin incriminer les coups portés sur l'abdomen, les chutes (rarement), les émotions vives, l'équitation, l'automobile, la bicyclette, la trépidation des chemins de fer, la danse.

Pour Pinard, il faut accuser, dans la grande majorité des cas, les abus des rapports sexuels et leur violence, c'est ce qu'il appelle : le traumatisme conjugal.

L'avortement spontané résulte parfois de la santé du père, notamment s'il est atteint de syphilis ou de fièvre paludéenne; s'il est adonné à l'alcool ou intoxiqué par sa profession.

Dans le public, il circule sous le manteau un certain nombre de recettes réputées pour provoquer l'avortement. Le moins qu'on puisse en dire est que leur efficacité est des plus douteuses, tandis que leur danger n'est que trop réel. Par notre profession, nous sommes à même, nous les médecins, de certifier que toute femme qui cherche à se faire avorter risque de compromettre gravement sa santé et d'abréger ses jours, quand elle ne s'expose pas à mourir aussitôt des suites de son crime.

Il n'existe pas de remèdes, de breuvages, ayant la propriété d'interrompre une grossesse. Ceux qui sont réputés comme efficaces agissent parce qu'ils empoisonnent le fœtus, mais, et c'est ce qu'on oublie trop, ils empoisonnent aussi la mère.

La plupart sont des purgatifs, des toxiques.

Quand par hasard, la femme parvient à faire une fausse-couche, il est bien rare qu'elle évacue complètement l'œuf et ses membranes; elle conserve presque toujours dans son utérus des fragments qui sont une amorce à l'infection; donc à la péritonite foudroyante et à la mort.

Il n'y a qu'une seule méthode d'avortement qui garde toute garantie, avec un minimum de danger, c'est l'acte chirurgical accompli par un chirurgien expérimenté. Même en ce cas, il y a un risque à courir. La matrice est un organe très délicat, relié par de nombreux nerfs au système nerveux général. Aux cours d'interventions abortives, le chirurgien peut éveiller un réflexe qui provoquera une syncope mortelle, la mort subite par inhibition.

Les manœuvres indirectes employées par les avorteuses n'offrent aucune garantie; presque toujours elles laissent des traces et exposent à des hémorragies, des péritonites, des perforations de l'utérus, toutes choses qui se terminent par la mort.

Il est bien rare que les avorteuses ne se fassent pas prendre un jour car il vient toujours un moment où elles ont un accident.

La fausse-couche s'annonce par une hémorragie plus ou moins abondante accompagnée ou non de douleurs. Devant les menaces de mort par perte de sang ou péritonite, il convient de soigner attentivement la femme. Tout d'abord, on la mettra au lit, couchée, à plat sur le dos, la tête basse, et les pieds plus hauts que la tête. On ne lui donnera pas autre chose que des tisanes. Si l'on sait donner une injection selon les règles que j'ai exposées, on fera des irrigations aussi chaudes que possible. Pendant ce temps-là, une personne dévouée ira chercher le médecin et le réclamera d'urgence. On pourra, si l'on a de la glace, en mettre une vessie pleine sur le ventre. Pas autre chose. Il serait très imprudent de faire boire des remèdes que le médecin n'a pas prescrits, notamment l'ergot de seigle ou l'ergotine qui jouissent d'une faveur imméritée dans le public et qui sont si dangereux.

Fibrome. — La fréquence des tumeurs fibreuses de l'utérus a fait prédominer le nom de fibrome pour désigner indifféremment toute une série de tumeurs diverses, bénignes par nature, composées de fibres musculaires et d'éléments identiques à ceux qui constituent l'utérus. Bien souvent, il s'y ajoute des kystes.

Les fibromes sont très fréquents.

Bayle prétend qu'après trente-cinq ans, pour un cinquième, les femmes présentent des fibromes. Beaucoup passent inaperçus.

On ne rencontre plus de ces énormes tumeurs comme on en voyait jadis et qui pesaient plusieurs kilos, car l'affection est bien connue aujourd'hui et on intervient avant que la tumeur n'ait eu le temps de croître.

Quelquefois il n'y en a qu'une seule importante, souvent il y en a plusieurs, associées et l'on rencontre certains utérus qui sont comme bourrés de noyaux et bosselés de tumeurs.

Le fibrome se développe dans l'épaisseur de la paroi, soit vers la muqueuse, soit vers le péritoine; le plus souvent il naît dans le corps de l'utérus, plus rarement dans le col.

Quand le fibrome se développe intérieurement, l'utérus grossit comme s'il contenait un fœtus; la cavité utérine est déformée, agrandie, sinueuse, (ce qui permet l'accumulation de produits septiques), la muqueuse est frappée de métrite du type hémorragique (voir métrite).

On a remarqué qu'au retour d'âge les fibromes subissent un arrêt de développement et même une diminution de volume; il est vrai de dire aussi que des fibromes, jusque-là bien tolérés, semblent recevoir une impulsion nouvelle, devenir douloureux et saignent.

La tumeur peut se pétrifier sur place, ou bien elle se ramollit, se transforme en graisse; plus souvent, malheureusement, elle dégénère en cancer.

Le point de départ du fibrome est inconnu, on ne sait pas pourquoi il se forme.

Les signes accusés par les malades se résument

en ces mots : hémorragies, douleurs, phénomènes de compression.

L'hémorragie est le fait principal, soit qu'il y ait augmentation des règles, soit que la perte de sang survienne entre les époques.

Les pertes rouges sont d'autant plus abondantes que la tumeur se rapproche de la cavité utérine; elles sont accompagnées ou suivies d'un écoulement glaireux, ou bien semblable à du pus, tachant le linge. Dans certains cas, c'est une eau abondante s'évacuant par gorgées brusques.

Les douleurs sont très variables; alors que de grosses masses ne déterminent pas autre chose que des sensations de pesanteur et de tiraillements, il y a de petits fibromes douloureux, éveillant de véritables névralgies dans le bas-ventre et les jambes.

Certains ne sont douloureux qu'au moment des règles, d'autres donnent lieu à des souffrances continuelles.

La tumeur peut comprimer la vessie et s'opposer à la sortie de l'urine; ou elle appuie sur le rectum et il en résulte une constipation opiniâtre, du gonflement de l'abdomen distendu par les gaz, et de l'infection de l'organisme; quelquefois, il s'agit de compression des canaux qui amènent l'urine des reins dans la vessie; très souvent les veines du bas-ventre sont gênées par l'obstacle et il se produit des varices, (voire des phlébites, généralement d'une seule jambe).

Le médecin dont l'attention est éveillée par ces symptômes, recherche des signes physiques palpables pour étayer son diagnostic :

La cavité utérine est toujours allongée. On le constate en y introduisant une tige métallique graduée, appelée hystéromètre.

Quand la tumeur occupe l'abdomen, le ventre est gros. Lorsqu'on le palpe entre les mains à plat, on sent une tumeur arrondie ou bosselée de consistance ferme, avec des contours précis et généralement mobiles. Au toucher vaginal, le col est très élevé et le doigt perçoit la tumeur, surtout quand une main la repousse à travers la paroi de l'abdomen.

Quand on frappe du doigt de la main droite, un doigt de la main gauche appliqué sur le ventre, on produit un bruit sonore chez une personne en bonne santé. Quand il y a fibrome, cette percussion révèle une zone donnant un bruit mat entouré d'une zone sonore.

On peut faire erreur et prendre une grossesse pour un fibrome : les plus grands maîtres y ont été pris; mais la chose est rare. Quand on sent dans le ventre une tumeur de ce genre, et qu'il y a coexistence d'hémorragies, le diagnostic est net : c'est un fibrome.

Quand cette tumeur est encore petite, le diagnostic est moins facile, on peut confondre avec une rétroversion utérine ou d'autres tumeurs.

Parfois le corps fibreux évolue vers le vagin formant comme des polypes énormes et capables de donner lieu à un écoulement fétide qui peut faire croire à un cancer.

Le fibrome est une tumeur bénigne mais qui peut devenir une affection sérieuse, et compromettre la vie par suite des hémorragies graves, des accidents dus à la compression qu'il exerce, de la dégénérescence en cancer, et des infections qu'il favorise.

Des fibromes volumineux permettent parfois une vie active, tandis que beaucoup, même de taille moindre, sont causes d'altérations diverses entraînant de l'affaiblissement et même la mort.

On a cherché et on cherche toujours, un traitement médical. Lorsqu'il n'y a pas d'hémorragies ni de douleurs, on peut essayer certains remèdes, qui comptent de beaux succès, par exemple les injections vaginales avec des eaux salées, comme aux stations thermales de Salies de Béarn ou de Balaruc. D'autres ont eu de bons résultats avec l'ergotine, l'hydrastis canadensis, le cannabis indica, le viburnum prunifolium, etc. L'électricité compte quelques beaux cas.

Depuis quelques années, on utilise les rayons X et surtout le radium.

Certains chirurgiens sont si enthousiastes, qu'ils déclarent ne plus avoir besoin du bistouri.

Il y a une exagération évidente. Les rayons X d'abord, exposent à de graves brûlures de la peau qui s'opposeront à toute opération si plus tard il était jugé nécessaire d'y recourir. Meilleures me paraissent les applications de radium. Leur efficacité est certaine, mais, bien qu'elles réussissent aussi contre le cancer, il est toujours à craindre qu'à un moment donné la tumeur en voie de régression ne dégénère en cancer.

Malgré les communications enthousiastes des auteurs dans les sociétés savantes, j'estime que le meilleur traitement est encore une opération chirurgicale, qui, bien faite, donne le maximum de garanties et les statistiques sont là pour prouver que les suites sont très belles et d'une durée pour ainsi dire illimitée.

L'enlèvement de l'utérus est, évidemment, une opération importante, mais aujourd'hui elle se pratique suivant des règles définies, d'après divers procédés bien déterminés dont l'opérateur a le choix, et qu'il emploie suivant les circonstances.

Le procédé de choix, à l'heure actuelle, est l'*hystérectomie abdominale* supra-vaginale (ou encore subtotale) qui consiste à enlever l'utérus avec sa tumeur en laissant le col en place. Certains chirurgiens, chez une femme jeune, laissent un ovaire non malade.

Polypes de l'utérus. — Il s'agit de petites tumeurs appendues par un pédicule à l'intérieur de la muqueuse utérine. Presque toujours c'est un fibrome sous-muqueux, plus ou moins volumineux. Généralement il est peu douloureux et passe inaperçu sauf quand il détermine des hémorragies. Il n'y a pas de traitement autre que l'opération chirurgicale, assez bénigne, peu douloureuse ne nécessitant même pas l'anesthésie générale, le plus souvent.

Cancer de l'utérus. — Il faut distinguer au point de vue des symptômes et de la gravité de la maladie; le cancer du corps et le cancer du col. Ce dernier est de beaucoup plus fréquent.

C'est entre trente et cinquante ans que le cancer du col frappe les femmes mais on l'a vu débuter plus tôt; il semble, sans qu'on puisse savoir pourquoi, que cette maladie ait tendance à apparaître plus précisément et ce n'est plus une rareté que de la rencontrer chez des jeunes femmes de vingt-cinq ans.

Quelle en est la cause? On n'en sait rien.

L'hérédité a une influence indéniable. Ce mal est très fréquent puisqu'il représente le tiers des cas de cancer que l'on soigne. Il importe avant tout que le diagnostic soit fait de bonne heure, car les chances de guérison sont intimement liées à la rapidité de l'intervention.

Malheureusement ce cancer est très sournois et il arrive à une période avancée sans qu'aucun symptôme net n'ait révélé sa présence.

Il y a trois signes dont on doit se méfier, ce sont : les pertes rouges, les pertes blanches et les douleurs.

Chez une femme réglée, les pertes rouges commencent d'abord par des règles plus abondantes et plus prolongées que de coutume; puis il y a des hémorragies dans l'intervalle des périodes menstruelles.

Chez les femmes, après le retour d'âge, qui n'ont pas eu de règles depuis un certain temps, l'apparition de pertes sanguines est un avertissement sérieux.

On doit savoir que s'il y a des formes rapides avec des hémorragies abondantes, et déterminant un affaiblissement rapide de la femme, il y a aussi des formes lentes, qui progressent sans hémorragies notables.

Les pertes blanches accompagnent l'hémorragie ou la précèdent. Dans quelques cas, elles ressemblent à celles que nous avons signalées pour le fibrome; c'est un écoulement liquide, abondant, survenant par gorgées soudaines. Le plus souvent il s'agit de pertes rosées, sanguinolentes, empesant le linge, c'est ce que les malades appellent des *eaux rousses.* Ce liquide est très âcre, il irrite la vulve, la naissance des cuisses et ne tarde pas à prendre une odeur fétide repoussante, caractéristique, à laquelle un médecin ne se trompe pas.

Les premiers temps, la douleur est bien souvent

absente : beaucoup de femmes deviennent incurables sans avoir jamais souffert.

Lorsque le cancer a envahi les organes voisins, qu'il s'est étendu, qu'il est devenu presque incurable, les hémorragies sont abondantes et fréquentes, les eaux rousses ont une odeur intolérable et la malade est en proie à de terribles douleurs dans le bas-ventre, remontant dans les reins ou se propageant dans les jambes, douleurs continuelles qui ne peuvent se calmer que par la morphine.

Dès lors, l'état général empire rapidement. On voit progresser l'amaigrissement, la pâleur de la femme, puis bientôt une teinte de la peau caractéristique du cancer grave, teinte jaune-paille accompagnant des lèvres décolorées. Le cancer s'étend; s'il atteint la vessie, il se produit des ulcérations par où l'urine s'écoule dans le vagin et qui servent de porte d'entrée à des microbes. L'organe est infecté, voici une cystite qui se déclare. Le rectum ne laisse plus passer les matières fécales qu'avec peine et il en résulte une cause supplémentaire d'intoxication; les reins sont plus ou moins touchés ainsi que les veines.

L'évolution du cancer du col de l'utérus dure en moyenne un an et demi; mais il est des formes plus lentes, durant plus de trois ans, comme d'autres plus rapides qui emportent la malade en quelques mois.

Devant la gravité d'une pareille infection, on ne saurait trop conseiller aux femmes de réclamer un examen médical sitôt qu'elles ont quelques troubles du côté des organes génitaux internes. Les pertes blanches ou rousses, les règles irrégulières, les hémorragies, doivent éveiller l'attention. Cela ne veut pas dire que ce soient des symptômes absolus de cancer, mais il vaut mieux s'exposer à une consultation que de risquer de laisser insoupçonné ce terrible cancer.

Le diagnostic demande, pour être fait, l'épreuve du toucher vaginal et l'examen au spéculum.

A l'heure actuelle, il n'y a pas d'autre traitement que l'opération chirurgicale. Le radium donne de beaux résultats, mais en général il est préférable de commencer par l'opération et n'appliquer le radium que par la suite pour s'opposer aux récidives.

Grâce au microscope, on possède un moyen de diagnostic précoce. Dans les cas douteux le médecin prélève une infime parcelle de tissu malade et l'examine avec un fort grossissement. Il peut ainsi reconnaître l'aspect caractéristique de la tumeur.

Le cancer du corps de l'utérus ressemble au cancer du col. C'est un mal à évolution rapide, sournoise qui tend à se diffuser.

Il diffère du cancer du col en ce que les douleurs qui le caractérisent sont précoces, elles ressemblent à des douleurs de métrite. Les malades se plaignent de pesanteurs, de tiraillements.

Le cancer de l'utérus, quelque soit sa forme, ne doit pas laisser d'illusion.

Dans l'état actuel de nos connaissances, je le répète, il n'existe pas de remède. La seule chance de salut c'est une intervention chirurgicale aussi précoce que possible; il serait folie de conseiller autre chose.

Salpingites. — Quand l'utérus est infecté, les microbes ont tout naturellement tendance à remonter le long des trompes, puis à gagner les ovaires et à se répandre dans le péritoine.

Selon le siège de l'infection, on parle de *salpingite* (infection d'une ou des deux trompes), *salpingoovarite* (infection de la trompe et de l'ovaire), *pelvi-péritonite* (infection du péritoine et du bas-ventre).

Ces affections ne sont guère connues que depuis la grande pratique chirurgicale de l'ouverture de l'abdomen.

C'est le 11 février 1872, que Lawson-Tait fit la première opération qui consistait à enlever les annexes de l'utérus. Cette date est capitale pour la chirurgie et cependant, qui donc la connaît? Ce jour-là, l'humanité a gagné contre la mort elle-même, une bataille dont les résultats ont été considérables, d'où résulte la guérison de femmes qui jusque-là mouraient et dont le bénéfice est acquis à jamais.

Les causes des inflammations pelviennes sont les mêmes que celles des métrites. Les principales sont donc : la blennorragie, et l'infection puerpérale.

Le gonocoque est le grand coupable, c'est pourquoi la salpingite atteint tant de jeunes femmes, de jeune mariées, dont la conduite est irréprochable, qui ont été contaminées par un mari porteur d'une vieille goutte militaire; reliquat anodin, en apparence, d'amours malheureuses et d'une de ces chaudepisses dont il est d'usage de plaisanter.

Ne dit-on pas couramment en parlant de la chau-
depisse que tout le monde l'a, l'aura ou l'a eue ?

N'insistons pas car cela me ferait répéter ce que
j'ai longuement exposé dans mon livre de cette
collection : *Sur les maladies vénériennes.*

L'infection puerpérale comporte plusieurs microbes, même des gonocoques, mais l'agent principal est le streptocoque.

Tout accouchement malpropre, tout accouchement laborieux, les déchirures du col, la rétention
de débris du délivre; toute intervention sur les
voies parcourues par le fœtus au moment de l'accouchement, ou quelques heures après, exposent
à l'introduction du streptocoque et à l'infection
puerpérale.

C'est pourquoi on a pris la sage habitude de ne
plus donner d'injections aux femmes saines surtout au moment de l'accouchement, de l'avortement et de la fausse-couche, car jamais le bock à
injection, le caoutchouc, la canule, les liquides
n'ont une stérilisation suffisante.

L'infection des annexes peut aussi résulter de
tuberculose.

Les microbes de l'intestin, on le sait aujourd'hui
sont souvent les auteurs de l'infection de l'ovaire

droit : salpingite et appendicite vont bien ensemble.

Les lésions sont de plusieurs sortes. Tantôt elles restent superficielles, leur propagation est lente; tantôt elles envahissent dans la profondeur et sont des inflammations rapides et graves.

On observe des formes aiguës et des formes chroniques. Au premier degré, le plus léger, on ne voit qu'un simple catarrhe. Au deuxième degré c'est la salpingite purulente. La forme la plus grave est l'envahissement des tissus en profondeur, c'est-à-dire, la salpingite interstitielle.

Lorsque la muqueuse de la trompe est infectée, elle réagit, se congestionne et suinte du pus. Le pus tend naturellement à s'épancher dans la cavité utérine, mais l'inflammation produit l'épaississement de la muqueuse. Comme la trompe est plus ou moins contournée, du fait de ce gonflement, les coudures s'appliquent les unes contre les autres et l'orifice du conduit est bouché.

Le pus cherche alors une autre issue et se répand par l'orifice du pavillon, dans le péritoine. Mais cet orifice subit aussi l'oblitération par suite du gonflement de la muqueuse. Le pus est donc forcé de rester sur place, de s'accumuler en distendant la lumière de la trompe et il se forme une poche purulente (un pyo-salpinx), qui est un véritable abcès.

Quand on a sous les yeux une trompe ainsi infectée, on dirait un sac ovale noué aux deux bouts, une poche en œuf grosse comme une noix, ou davantage. On a décrit des trompes ainsi gonflées ayant l'aspect de boudin, de poire et même de chapelet.

Heureusement que le corps humain est organisé pour se défendre contre l'infection. Chaque fois que des microbes s'attaquent à un point quelconque de notre organisme, il y a lutte entre ceux-ci et les éléments du sang chargés de la défense. De cette lutte résultent de la fièvre, une congestion locale destinée à accumuler le nombre des défenseurs et une activité cellulaire qui fait bâtir des barricades autour du point menacé.

Nos cellules établissent des adhérences entre elles qui font obstacle aux progrès de l'assaillant.

Dans le cas d'infection des trompes et des ovaires, il se fait rapidement des adhérences tout autour et principalement en arrière dans le petit bassin.

Si l'infection envahit le péritoine, les adhérences s'élèvent comme des remparts hâtifs, véritables fausses membranes qui arrivent à créer une poche dans laquelle le pus reste inclus comme dans un kyste.

Une fois que le pus est arrêté, les microbes meurent peu à peu par un mécanisme assez singulier, ils ne peuvent pas vivre dans un milieu contenant les toxines qu'ils sécrétent, ils meurent parce qu'ils s'empoisonnent eux-mêmes.

L'abcès peut donc rester sur place ou comme on dit s'enkyster pour se résorber peu à peu. Le plus souvent, il cherche une issue, quitte à se la créer lui-même et c'est alors qu'on le voit s'ouvrir dans le rectum, la vessie, ou le vagin.

Si la défense n'est pas assez vive, l'infection gagne du terrain ; il s'établit un phlegmon qui sera circonscrit par les dispositions anatomiques normales : ce sera un phlegmon de la base du ligament large ; ou de l'atmosphère celluleuse du petit bassin, ou de l'espace compris entre les deux lames de la séreuse péritonéale.

La salpingite est l'origine évidente de nombreuses complications et de complications très graves. Elle prend soit une forme chronique à développement insensible, soit un caractère brutal aigu, avec tous les signes d'affection grave pouvant empoisonner l'état général comme une fièvre infectieuse foudroyante, c'est ce qu'on appelle une septicémie.

A la suite d'une fausse couche principalement, quelquefois au cours d'une blennorragie en évolution, une jeune femme est prise de symptômes violents inquiétants : fièvre, vomissements, pouls rapide, avec points douloureux dans le bas-ventre et des signes de péritonite.

La péritonite résulte de causes diverses, parmi lesquelles la salpingite est une des plus fréquentes.

Son début est généralement brusque et inattendu, elle commence par une douleur dans le bas-ventre avec une forte élévation de température et du ballonnement de l'abdomen. La respiration est rapidement haletante, la malade semble étouffer, la figure change d'aspect, les yeux sont creusés et cernés, les traits tirés, les joues déprimées, le nez pincé. La malade est inquiète, agitée, elle crie, rejette les couvertures de son lit, le cœur bat très rapidement et sans force.

La mort intervient en quatre ou cinq jours.

Les vomissements ont une couleur particulière verdâtre, comme des feuilles de poireaux, ils sont quelquefois noirâtres et chargés de débris informes qui ressemblent à des matières fécales.

La malade garde toute sa connaissance et se voit mourir.

Si au bout de cinq jours la malade n'est pas morte on peut espérer la guérison qui se fait en pareil cas au bout de quinze ou vingt jours.

Mais on doit savoir que la salpingite est une infection terriblement rebelle qui sommeille parfois longtemps, mais reparaît à des intervalles irréguliers.

On peut s'attendre à d'autres poussées aiguës, entrecoupées de périodes de rémission pendant lesquelles on observe simplement des douleurs de ventre et un état de santé languissant. Presque toujours les souffrances obligent à garder le lit ou tout au moins la chaise longue.

La femme, dans ces conditions, est une infirme pour qui la vie est un pesant fardeau. Elle souffre du bas-ventre; la fatigue, le moindre effort, les règles, une pression légère sur la paroi de l'abdomen réveillent les douleurs.

Les règles ont tendance à devenir irrégulières, d'une abondance exagérée, ou au contraire à se

raréfier au point même de disparaître complètement (aménorrhée).

Cette maladie engendre des troubles nerveux
divers : troubles digestifs, changement de caractère qui devient irritable, neurasthénie, idées
noires, hypocondrie.

Sauf dans les cas de longue durée, l'inspection
du ventre ne donne aucun renseignement, quelquefois la paroi du bas-ventre est dure et con-
tractée.

Au toucher vaginal l'utérus apparaît dévié et fixé
par des adhérences, le col est difficile à mobiliser.

Les culs de sac du fond du vagin sont le siège
de vives douleurs quand on y touche avec le doigt,
au lieu d'être souples ils sont résistants, il y a
même parfois une tumeur généralement arrondie,
dure, résistante, grosse comme une noix ou une
mandarine.

Chez les femmes faciles à examiner dont le
ventre est maigre et qui ont une vulve large, on
peut sentir la tumeur entre les deux mains, l'une
dans le vagin, l'autre sur l'abdomen.

On obtient un complément d'information en pra-
tiquant le toucher rectal. Il est souvent plus facile
de sentir une tumeur ou un abcès enkysté du petit

bassin à travers la paroi du rectum qu'à travers les parois du vagin.

Le traitement varie selon qu'il s'agit d'une forme aiguë ou d'une forme chronique.

Le médecin se guide sur les signes d'évolution, de température et le pouls.

La salpingite aiguë peut nécessiter l'intervention chirurgicale rapide qui s'imposera d'urgence si l'on veut espérer sauver la vie de la personne. En ce cas l'hésitation est néfaste car ce n'est pas une question de jours ni d'heures mais, peut-on dire, de minutes.

De toute manière on commence par garder la malade au lit avec une vessie remplie de glace appliquée en permanence. La diète est de règle et même défense de rien boire; tout au plus permet-on de sucer de petits morceaux de glace.

Contre les douleurs le médecin décide s'il y a lieu ou non de faire des injections de morphine. On peut employer le lavement au laudanum dont j'ai donné la formule à propos des métrites.

Dans d'autres cas, il faudra faire des injections vaginales et très chaudes puis mettre des tampons et des ovules. On peut souvent arrêter net une salpingite aiguë avec des soins précoces et prolongés mais il ne faut pas se leurrer de trop d'espoir et il convient d'accepter sans hésiter l'opération chirurgicale lorsque le médecin la juge nécessaire.

Kystes de l'ovaire. — L'ovaire est un des organes sur lequel on rencontre avec le plus de fréquence la dégénérescence kystique.

On entend par kyste des tumeurs spéciales caractérisées par la présence d'une poche garnie de liquides, de mucosités, de substances grasses ou de matières diverses.

Les différences portent non pas tant sur les symptômes observés qui sont à peu près identiques pour tous les genres de kystes, mais sur la nature même du contenu.

Pour l'ovaire on reconnaît trois espèces principales : les kystes mucoïdes, les kystes dermoïdes, les kystes mixtes.

Les kystes mucoïdes contiennent du liquide plus ou moins fluide, parfois une mucosité ayant la consistance de glaires. Les kystes dermoïdes sont une catégorie de tumeurs des plus curieuses. On trouve à l'intérieur une grande quantité d'une matière grasse, demi-solide, d'odeur marquée, mélangée à des cheveux, et diverses productions épidermiques : des dents, des ongles. On en a signalé qui contenaient un œil bien formé, des débris d'os et même des fragments d'intestin.

Les kystes mixtes relèvent des deux genres et souvent ils sont garnis de végétations, indice grave, signe habituel d'une dégénérescence cancéreuse.

On ne connaît pas l'origine ni la cause des kystes. De nombreuses théories ont été émises pour les expliquer ; principalement à propos de ces mystérieux kystes dermoïdes, plus fréquents qu'on ne le croit. Disons en passant que, pour certains auteurs, il s'agit d'un fœtus incomplètement développé dans un ovule fécondé sur l'ovaire même. Pour d'autres il s'agirait d'une inclusion fœtale datant de l'époque embryonnaire, ce serait en quelque sorte un jumeau qui serait enfermé dans son frère. Au point de vue pratique, la chose ne nous intéresse pas.

Le kyste 'de l'ovaire' peut se rencontrer chez les enfants. Le plus ordinairement il se déclare à la période d'activité sexuelle de la femme et n'affecte qu'un seul ovaire, l'ovaire droit de préférence. Dans 8 pour 0/0 des cas les deux ovaires sont pris.

Beaucoup de ces kystes sont bien supportés, sans douleurs, tout au plus occasionnent-ils une pesanteur, un peu de rétention de l'urine et des règles irrégulières.

D'autres se développent rapidement par poussées douloureuses, coïncidant en général avec les époques menstruelles.

Les symptômes dépendent du volume du kyste et des organes qu'il comprime.

Jadis le kyste de l'ovaire finissait par entraîner la mort après une longue période d'affaiblissement progressif réduisant la malade à une maigreur effrayante.

La présence d'une tumeur dans le ventre permet d'affirmer le diagnostic.

Il est nécessaire d'aller la reconnaître en combinant le toucher vaginal avec le palper de l'abdomen.

En procédant ainsi, on reconnaît un gros kyste élastique au toucher, indolore, le plus souvent mobile, qui entraîne l'utérus en haut; le col paraît soulevé par la tumeur.

Quand le kyste est volumineux il distend la peau du ventre, au point de faire croire à une grossesse avancée.

Un médecin saura faire la différence entre ces deux états si dissemblables.

Il y aura également à éviter la confusion avec un épanchement de liquide dans le ventre (ascite).

On peut confondre avec un fibrome, pourtant le doute sera tranché en constatant que si l'on appuie sur la tumeur à travers la paroi abdominale, en cas de fibrome de l'utérus, la pression fait mouvoir le col, ce qui ne se produit ordinairement pas pour un kyste de l'ovaire.

On doit savoir que le diagnostic du kyste de l'ovaire n'est pas toujours facile, il convient d'excuser les erreurs. Certaines femmes hystériques présentent parfois des symptômes trompeurs. Des chirurgiens éminents s'y sont trouvés pris.

Le kyste de l'ovaire doit être opéré, la chose est indiscutable, cependant l'opération ne présente pas les mêmes caractères d'urgence que le cancer, on peut attendre mais encore ne faut-il pas exagérer, car il peut survenir des complications susceptibles d'aggraver la lésion.

Il faut craindre : l'inflammation et la suppuration du kyste, la torsion du pédicule et la rupture de la poche.

L'infection du kyste est possible, en général

parce que le pédicule s'est tordu et surtout parce que, dans un désir de préciser le diagnostic, on a fait une ponction avec une aiguille mal stérilisée.

En pareil cas, on assiste aux signes habituels de toute infection : fièvre intense, température élevée, pouls rapide, avec des douleurs du ventre.

Le kyste est une sorte de poche qui se développe sur l'ovaire, on dirait un ballon relié à la glande par une portion étroite, un pédicule. Ce pédicule peut être tordu par suite de la mobilité et du poids de la tumeur. La torsion est complète ou incomplète. Si elle est complète, on observe brusquement tous les signes d'une péritonite aiguë, la même que j'ai décrite en parlant des salpingites. Si la torsion est incomplète, il en résulte seulement de petites poussées douloureuses, et même de légères crises de péritonite à chaque période des règles.

La poche peut se rompre à la suite d'un choc, coup, blessure, chute ou effort.

Aujourd'hui, tout le monde est d'accord pour conseiller l'opération de la tumeur et de l'ovaire malade. Presque toujours à côté du gros kyste, on note de petits kystes en formation à la surface de l'ovaire.

Si le kyste est mobile, l'enlèvement en est assez

facile, même pour un kyste très gros. S'il y a des adhérences la chose est beaucoup plus délicate, on ne sait jamais combien de temps durera l'enlèvement d'une tumeur de ce genre. Il est des cas où il serait dangereux de rompre les adhérences, et on se contente alors de faire une marsupialisation. c'est-à-dire qu'on abouche le kyste à la peau de l'abdomen, on l'y fixe, on l'ouvre, pour le vider et on le draine.

Les kystes dermoïdes nécessitent le même traitement.

Le diagnostic exact ne se fait guère que quand le ventre est ouvert.

On a essayé des applications de rayons X. Les résultats ne sont guère concluants et il semble dangereux, même en cas de réduction de la poche, d'abandonner, sans surveillance, des formations cellulaires anormales ; amorces possibles d'un cancer futur.

L'opération donnant toute satisfaction et produisant une guérison complète sans risque de récidive, il n'y a vraiment aucune raison d'en refuser le bénéfice.

Hémorragies internes. — Etant donné ce que

j'ai expliqué sur la migration de l'ovule et la fécondation, on comprend qu'il puisse arriver que l'œuf fécondé dans une trompe aille s'implanter sur place en dehors de l'utérus. Il en résulte une grossesse extra-utérine ou encore, comme on dit, une grossesse tubaire.

L'embryon, en se développant, dilate la trompe qu'il finit par rompre. Il se développe mal car il ne reçoit pas le sang qui lui est nécessaire, le plus souvent il meurt, s'atrophie, et l'œuf peut être décollé puis entraîné au dehors.

Ou bien, il va provoquer des hémorragies des deux sortes, les unes formeront une poche, s'enkysteront, les autres vont s'épancher dans le péritoine.

Cet accident se produit généralement avant la douzième ou quatorzième semaine.

Quand l'œuf est décollé et entraîné avec le sang hors de la trompe non rompue, on dit qu'il y a avortement tubaire ; cette expulsion peut se faire par l'utérus mais aussi par le pavillon et dans ce dernier cas l'embryon et le sang forment une tumeur, généralement dans le petit bassin, qu'on désigne sous le nom d'*hématocèle*.

Le plus fréquemment malheureusement, il se

produit une rupture de la trompe (*rupture tubaire*), il faut peu de chose pour la provoquer; un effort, un choc, une chute, un rapport sexuel, un simple mouvement suffit.

Le contenu de la trompe rompu : sang et débris embryonnaires s'épanchent dans le péritoine.

L'hémorragie peut être assez brusque et abondante pour entraîner une mort rapide.

Si la déchirure est petite, la rupture n'a lieu qu'après plusieurs poussées. L'organisme a le temps de se défendre, et de lever autour de l'épanchement sanguin des barrières adhérentes.

En cas d'inondation péritonéale, le sang envahit toute la cavité abdominale et dépose des caillots dans toutes les parties basses.

Quand l'épanchement est maintenu dans une poche, l'utérus est rejeté en avant et le sang se collecte dans le cul de sac de Douglas.

On connait des cas d'hémorragies internes foudroyantes. Une femme sent brusquement dans le bas-ventre une douleur atroce, extrêmement violente, qui la surprend n'importe où, en pleine santé, sans rien qui ait pu la prévenir. Elle pâlit, s'évanouit, son pouls est rapide, à peine sensible, sa face se couvre de sueur froide; en quelques minutes ou en quelques heures, la femme est morte. Heureusement que ce genre d'accident est rare.

En d'autres circonstances, après un début aussi brusque et aussi inquiétant, la malade reprend connaissance, elle reste pâle mais son pouls remonte. On peut craindre que d'autres crises se produisent dans les jours suivants. La prudence conseille de conduire la malade au chirurgien qui la mettra sous une surveillance constante et jugera probablement nécessaire d'opérer sans attendre.

Dans les formes les plus habituelles, le début est moins dramatique : la femme, depuis deux ou trois mois, présente des signes de grossesse. Ses règles ont disparu, elle souffre de quelques douleurs dans le bas-ventre, elle a même eu parfois des pertes d'un sang rouillé, brun, chocolat.

Ces pertes et ces douleurs sont des symptômes qui doivent éveiller l'attention. La rupture tubaire, intervient avec brusquerie habituelle, mais les accidents sont moins intenses. En examinant le ventre on sent une tuméfaction plus ou moins grosse. Au toucher vaginal, le cul de sac postérieur apparaît distendu.

Dans cette forme où le sang est enkysté, la

résorption est possible, pourtant l'infection est plus fréquente. L'état général s'altère, la fièvre apparaît, on reconnaît tous les signes d'un abcès en formation.

On ne saurait croire, la rapidité avec laquelle le sang s'échappe d'une trompe rompue. Dans les hémorragies internes brutales, le chirurgien n'hésite pas, il ouvre le ventre, nettoie la cavité pour y voir clair et porte une pince sur la trompe saignante, après quoi, il enlève trompes, ovaires, kystes et fœtus. La chose n'est pas toujours aisée.

Quand l'hématocèle est enkysté, il faut aussi appeler le chirurgien pour qu'il incise la poche et la draine. Selon les indications, il passera par l'abdomen après ouverture ou tout simplement par le vagin.

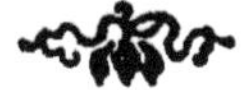

CHAPITRE IV

Affections des seins

Les seins de la femme sont en but à des inflammations appelés *mastites* et *paramastites*, ainsi qu'à des tumeurs bénignes et malignes, dont nous allons parler.

Phlegmons superficiels de la mamelle. — Les phlegmons du sein sont fréquents, ils sont superficiels sous la peau, ou profonds sous la glande, au contact de la paroi de la poitrine.

Ils ont comme point de départ des crevasses, des ulcérations, ou de petits abcès du bout du sein.

Dans le tissu large qui sépare la glande mammaire de la paroi de la poitrine, les collections purulentes se propagent rapidement. Elles prennent un caractère particulièrement aigu. En deux à cinq jours toute la région est gonflée, rouge, chaude, couverte de traînées de veines bleuâtres, on dirait, selon l'expression de Velpeau, que le sein est refoulé en avant et qu'il repose sur une éponge. Comme pour toute collection purulente, il n'y a pas à hésiter, on risque de trop graves complications à vouloir temporiser. Il faut ouvrir la poche d'un coup de bistouri et l'ouvrir largement si l'on veut une guérison rapide.

En dehors de ce phlegmon, on observe des inflammations localisées de la glande mammaire qui se manifestent aux périodes de suractivité de l'organe. Ces mastites apparaissent à la naissance des nouveau-nés, au moment de la puberté et pendant l'allaitement.

Chez les nouveau-nés, il est très fréquent de voir les mamelles grossir et donner une sorte de sécrétion comparable à du lait; la peau soulevée est rosée, chaude, elle recouvre une région empâtée, dure et douloureuse.

Le plus souvent tout rentre dans l'ordre spontanément après quelques jours pendant lesquels on a pu noter de la fièvre. Pas d'autre traitement qu'un petit pansement bien propre et bien serré, le nettoyage des bouts de sein avec de l'eau de Cologne et, si la douleur est trop forte, des petits cataplasmes d'amidon ou de fécule de pomme de terre chauds, fréquemment renouvelés avant et après lesquels on devra laver la peau avec de l'eau bouillie tiède et du savon.

A la puberté apparaît une mastite analogue. A cet âge, comme à la naissance, l'affection frappe indifféremment les deux sexes.

On observe une légère tuméfaction des seins qui sont douloureux et laissent échapper un peu de liquide. Il n'y a pas à s'inquiéter, tout rentre dans l'ordre en quelques jours, il suffit de tenir la région propre et si les douleurs sont vives, on mettra des cataplasmes d'amidon ou de fécule de pomme de terre; ou encore un ouataplasme.

La mastite puerpérale se développe, en général, pendant les quatre premières semaines qui suivent l'accouchement.

Elle est due à une infection de la glande mammaire et apparaît sous la forme de plusieurs abcès isolés et groupés dans la glande de telle sorte qu'en pressant le mamelon on fait sortir en même temps du pus et du lait.

Budin a indiqué un moyen facile pour reconnaître le pus. Il suffit de recueillir le liquide sorti du sein sur un morceau de toile fine, le lait passe à travers et imbibe l'étoffe tandis que le pus forme un enduit étalé en surface.

Les microbes sont apportés par le nourrisson, par les mains de la nourrice, par les linges.

Dans la moitié des cas, on relève une gerçure, une crevasse à l'origine, mais dans l'autre moitié, on ne note aucune lésion de la peau.

On a reconnu que si, dans le public, on se trompait en s'exagérant le danger de l'accumulation du lait dans un sein, par contre la persistance de lait favorise grandement la prolifération et la pénétration du microbe.

Chez une nourrice ayant ou non une gerçure du mamelon le sein devient douloureux, pesant. La peau est tendue, quelquefois rouge, mais quelquefois de couleur normale, elle est sillonnée d'un réseau de veines bleuâtres. On sent en palpant la glande mammaire formée de plusieurs noyaux durs.

Il y a de la fièvre et des élancements, la peau tend à rougir, et l'abcès s'ouvre à l'extérieur.

Il est remarquable d'observer combien ces abcès peuvent se répéter; on en voit se succéder dix, quinze, vingt, plus, les uns aux autres, ils creusent autant de loges plus ou moins profondes, ils fusent dans la profondeur, ils transforment la mamelle en un clapier douloureux et purulent.

Il est possible, si l'on commence le traitement de bonne heure, d'enrayer l'apparition de ces abcès. Pour cela on maintiendra des enveloppements avec des compresses stérilisées, imprégnées d'eau bouillie très chaude, renouvelées dès qu'elles menacent de sécher, puis on fera des bains très chauds en plongeant la poitrine dans une cuvette pleine d'eau bouillie, ou mieux on appliquera des pulvérisations de vapeurs d'eau chaude avec un pulvérisateur de Lucas-Championnière. On n'oubliera pas de traire le sein avec un succi-pompe ou tire-lait comme on en trouve dans le commerce.

Si l'abcès est formé, il faut laisser le chirurgien l'ouvrir largement et le drainer.

Abcès chroniques des mamelles. — On voit parfois se développer dans un sein des abcès chroniques à marche lente, souvent non douloureux, sans fièvre, durs, généralement au cours d'un allaitement ou bien plus tard et même quelques mois après le sevrage.

Le diagnostic est assez difficile et le traitement demande l'opération chirurgicale. On ne confondra pas avec la tuberculose du sein.

La tuberculose du sein est assez rare. Elle commence par de petits noyaux durs, que l'on sent sous la peau, qui bientôt se ramollissent et donnent des abcès froids. Il faudra surtout viser à soigner l'état général; suivant les cas, cette tuberculose exigera une intervention chirurgicale.

Kystes de la mamelle. — Il est une maladie assez rare dans laquelle le sein est envahi par des kystes multiples allant depuis la dimension d'une tête d'épingle jusqu'à celle d'un grain de raisin. Ce sont autant de poches contenant un liquide clair, jaunâtre, ou bien une substance visqueuse-gélatineuse, ou bien du lait, ou une matière qui ressemble à du beurre. Plusieurs kystes peuvent se fusionner en un grand.

Dans d'autres cas, ce ne sont plus des kystes, mais des nodosités dures, fibreuses. Les deux formes peuvent coïncider.

La cause est inconnue. Il n'y a pas de tumeur au sens propre du mot; mais des kystes innombrables, criblant le sein comme s'ils étaient des grains de plomb provenant d'un coup de fusil. Ordinairement la maladie s'attaque aux deux seins en même temps. Elle peut s'améliorer d'elle-même, mais aussi elle peut s'aggraver lentement en occasionnant des douleurs au moment des règles. Elle persiste vingt et trente ans.

On a reconnu qu'elle n'était pas dangereuse, on est d'accord pour ne pas s'en occuper, donc l'opération est inutile.

Tumeurs du sein. — La mamelle, surtout chez la femme, est atteinte de tumeurs que l'on classe en tumeurs bénignes et en tumeurs malignes.

Les premières ont des contours bien limités, elles sont mobiles sous la peau, n'ont pas tendance à envahir de proche en proche et si on les enlève elles ne récidivent pas.

Les tumeurs malignes ont des caractères diamétralement inverses. Elles n'ont pas de contours nets, elles adhèrent à la glande, elles envahissent de proche en proche, ont tendance à créer au loin d'autres tumeurs et, après l'opération doivent être surveillées, car elles récidivent facicment.

Les tumeurs bénignes sont communément appelées *adénomes*.

C'est un mélange de tissu glandulaire, de fibromes et presque toujours de petits kystes. Ils atteignent le volume d'une noisette ou d'une noix, jusqu'à celui d'une orange.

C'est généralement entre vingt et quarante ans que la femme constate une tumeur dans sa mamelle. Cette tumeur est petite, dure, un peu élastique à la pression, mobile, roulant sous les doigts, ne donnant aucun changement ni à la peau ni au mamelon. Toutefois il serait imprudent d'engager l'avenir. On ne sait jamais comment les tumeurs vont se comporter. Pour quelques-unes qui restent sans conséquences fâcheuses, beaucoup se transforment un jour en cancer. C'est pourquoi il est toujours préférable de demander au chirurgien de les enlever. L'opération est facile et sans danger.

Les *tumeurs malignes* sont des cancers dont on observe deux types différents : *le squirrhe*; cancer dur, fibreux, peu volumineux et l'*encéphaloïde* mou, donnant à la coupe un aspect que l'on a comparé à celui d'une cervelle.

Les cancers durs ont une évolution très lente tandis que les cancers mous envahissent l'organisme avec une grande rapidité.

Le cancer s'accroît en se développant sur les tissus voisins, puis quelques fragments infimes s'infiltrent dans les espaces lymphatiques et sont entraînés vers les ganglions de l'aisselle et de la région de la base du cou. Arrivés là ils se développent pour leur compte personnel et forment d'autres tumeurs.

Par la voie lymphatique, la maladie tend à envahir le corps entier. A la dernière étape, on observe des cancers qui se développent surtout dans le foie, les poumons, les os et dans la colonne vertébrale.

Il s'agit en général d'une femme ayant dépassé trente ans.

Un jour par hasard, elle se découvre dans un point du sein comme un pois dur, une sorte de noyau.

En prenant la mamelle à pleine main et en l'appuyant sur les côtes, on perçoit par la palpitation une tumeur dure, rugueuse, légèrement bosselée, semblant se continuer avec la glande. On sent qu'elle est immobile, qu'elle fait corps avec la glande. Ce signe est déjà une forte présomption pour une tumeur maligne.

Si l'on plisse entre le pouce et l'index, la peau

qui recouvre le point suspect, on constate que celle-ci paraît fixée dans la profondeur, qu'elle se soulève mal, et donne un aspect que l'on a comparé classiquement à une peau d'orange.

Le mal progresse, l'adhérence de la peau devient plus intime, on peut voir parfois de petites plaques dures, ridées, enfoncées, de teinte grise ou bien entourées de réseaux veineux.

Il y a une forme rare qu'on appelle le squirrhe en cuirasse qui recouvre la peau de plaques étendues en nappes dures comme du bois.

L'épiderme s'ulcère à la fin et presque toujours, il se fait un peu d'inflammation locale d'où s'échappe une bouillie de pus d'odeur fétide.

Le mamelon, bien souvent, mais pas toujours, se rétracte, il semble attiré vers la profondeur, il laisse aussi suinter un écoulement roussâtre de mauvaise odeur.

Manifestement le squirrhe adhère aux muscles de la poitrine dont il suit les mouvements quand le bras correspondant se déplace.

Il faut toujours rechercher les ganglions envahis, on les trouve, comme des grains ou des pois durs sous les muscles superficiels de la poitrine et dans le fond de l'aisselle.

Avec un cancer dur, l'état général reste pendant très longtemps satisfaisant jusqu'à ce que la tumeur s'ulcère. Le cancer mou, qui est surtout le cancer des jeunes femmes, a un retentissement plus rapide.

La malade maigrit, pâlit et son teint prend la teinte jaune paille caractéristique des cancers. Le bras correspondant devient très gros. Les symptômes d'aggravation varient selon les organes qui sont frappés.

Actuellement, on ne connaît pas d'autre traitement du cancer du sein que l'extirpation chirurgicale aussi large que possible.

Il faut enlever d'un bloc tous les tissus malades avec une partie des tissus sains qui les entourent, jusqu'aux côtes; en outre le chirurgien s'ingénie à enlever en masse tous les ganglions correspondants jusque dans l'aisselle.

Plus cette opération sera précoce, plus il y aura des chances de guérison; il faut bien s'en convaincre. Il est vraiment regrettable que tant de malades perdent un temps précieux par peur de l'opération et demandent à des charlatans des guérisons impossibles par des pommades ou des drogues quelconques.

Il faut savoir que les récidives sont toujours possibles même après les opérations bien faites et que s'il ne revient pas dans la cicatrice, le cancer peut se déclarer dans l'autre sein ou dans quelque organe éloigné.

Les rayons X ne valent pas l'opération. Le radium est surtout utile en applications après l'intervention chirurgicale, pour combattre ou prévenir les récidives.

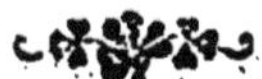

CHAPITRE V

Formes spéciales de maladies dépendant du sexe féminin

Généralités. — La constitution physique et le genre de vie des femmes influent sur l'apparition et le développement des maladies.

La femme est dominée nous l'avons dit par son système génital. Elle possède un système nerveux très sensible.

Chez elle s'observent spécialement les névroses, l'hystérie, et des maladies bien particulières comme la chlorose.

L'âge critique, qu'on appelle en médecine la ménopause, l'expose à un grand nombre de troubles nerveux et à des accidents qui influent sur sa santé.

Beaucoup de femmes mènent une vie sédentaire ce qui les expose à certaines maladies dues au ralentissement de l'activité physique, notamment l'obésité et les calculs du foie.

Bien que l'accouchement et la fragilité des organes génitaux la disposent à des accidents divers, la femme est plus que l'homme à l'abri des facteurs susceptibles d'abréger la vie.

Toutes les statistiques démontrent que la durée moyenne de la vie est bien plus élevée chez la femme que chez l'homme.

Dans ce chapitre nous allons étudier les affections qui s'observent surtout parmi le sexe féminin.

Varices. — On appelle varices une maladie qui frappe la paroi des veines et détermine des dilatations durables.

Elles dépendent de deux conditions principales : une exagération de la pression sanguine et le mauvais état des parois.

Les varices s'observent particulièrement aux membres inférieurs et chez toutes les personnes que leurs occupations obligent à rester longtemps debout; chez les hommes comme chez les femmes, mais particulièrement chez les femmes.

On a pu accuser l'arthritisme, l'alcoolisme, les intoxications diverses, mais chez les femmes, il faut surtout tenir compte du rôle de la grossesse.

La paroi du vaisseau s'altère peu à peu avec le temps. La peau avoisinante s'en ressent.

On ne tient généralement pas assez compte de l'état des nerfs, il y a toujours des névrites, des altérations des nerfs qui desservent les veines.

On rencontre des varices un peu partout, les plus rares sont celles de la gorge, ou de la vessie.

Une variété fréquente et bien connue a des caractères spéciaux qui en font une maladie distincte: ce sont les hémorroïdes. Les hémorroïdes ne sont pas autre chose que des varices du rectum et de l'anus.

Elles méritent une description spéciale.

Notre attention s'arrêtera sur les varices des membres inférieurs.

On distingue les varices superficielles et les varices profondes.

Les varices superficielles s'étendent en général le long de la face interne de la cuisse et de la jambe. On dirait des cordons bleuâtres, plus ou moins sinueux, soulevant la peau, disparaissant sous la pression du doigt et s'évanouissant lorsqu'on élève la jambe pour reparaître dès qu'on la remet en position normale.

Le mal a tendance à progresser, peu à peu la veine se renfle par place et se garnit d'ampoules formant parfois de véritables tumeurs.

Quand plusieurs veines sont atteintes dans la même région, on dirait un peloton de vers infiltrés sous la peau : ce sont les paquets variqueux.

L'épiderme se recouvre d'un réseau très fin de valvules au point de paraître taché par une ecchymose.

Les varices profondes coïncident en général avec les varices superficielles, mais il est bon de savoir qu'elles peuvent exister sans celles-ci.

On doit penser aux varices profondes quand un sujet voit son mollet gonfler après une fatigue de marche ou une longue station debout, quand en palpant la jambe, on sent les muscles durs, quand le malade se plaint, surtout le soir, d'engourdissement, de crampes, de pesanteur qui lui font paraître sa jambe lourde.

Il n'y a pas à hésiter sur le diagnostic lorsque la cheville est gonflée, et lorsqu'on voit des placards brunâtres sur la peau, recouverts d'une farine de minces pellicules s'accompagnant de démangeaisons et de sueurs locales.

Les varices peuvent se rompre et produire sous la peau ou dans la profondeur des épanchements sanguins.

On observe aussi des ruptures à l'extérieur et des hémorragies veineuses qui se font jour à travers la peau devenue trop mince. Pareille hémorragie peut être très dangereuse et entraîner la mort, c'est ainsi que finit par exemple \ Copernic.

La douleur brusque dans la jambe connue sous le nom de coup de fouet est, dans certains cas, le signe de la rupture d'une varice profonde.

La complication la plus habituelle est l'infection de la veine c'est-à-dire la phlébite. On doit craindre en ce cas des embolies mortelles bien que la chose soit rare.

Les placards brunâtres des membres variqueux se recouvrent souvent d'un eczéma spécial sec ou au contraire humide, suintant, qui, par ses érosions, favorise l'éclatement de la veine ou l'ulcère variqueux.

Chez les personnes âgées, la jambe se déforme parfois d'une façon considérable. On rencontre des malades dont le membre inférieur est frappé d'éléphantiasis (nom donné parce que le membre énorme, recouvert d'une peau grise et rugueuse rappelle une patte d'éléphant).

L'ulcère variqueux est bien connu, il résulte du mauvais état de la veine mais surtout de l'inertie des nerfs. Le membre est menacé de sérieuses complications, notamment d'un eczéma interminable. C'est une véritable infirmité dont la guérison est toujours très longue à obtenir.

Comment éviter les varices? — Le conseil est difficile à donner. Il est bien rare qu'on s'en inquiète dès la première menace. Pour bien faire il faudrait garder le repos.

Chez les femmes enceintes, les varices, parfois énormes, disparaissent souvent toutes seules après l'accouchement mais il faut prévoir qu'il peut en rester quelque chose.

Une femme enceinte qui a des varices ne doit pas hésiter : elle se mettra au lit et restera couchée, à quelque moment qu'elle soit de sa grossesse.

Toutes les fois que des varices superficielles sont volumineuses il ne faut pas hésiter à demander le bénéfice d'une opération chirurgicale.

On enlève très bien les paquets variqueux et les résultats sont excellents.

Les varices qui débutent seront traitées par le massage et un entraînement progressif à la marche.

En effet, il est curieux de noter que cette affection atteint surtout les personnes qui restent longtemps debout sur place, alors qu'elle est rare chez les marcheurs ; elle est en rapport avec l'état de la musculature des jambes.

La pratique des sports chez les jeunes filles est le meilleur traitement préventif pour empêcher les varices futures.

Chez les personnes de la classe aisée pouvant se soigner, se reposer et se tenir propres, on peut se contenter du port de bas élastiques en tissu de caoutchouc ajouré ou de bandes en tissu élastique.

Le médecin sait qu'il doit toujours inspecter l'état de l'abdomen. L'affection variqueuse peut être l'indice d'une tumeur abdominale.

Suivant les cas, on recherche la syphilis, l'alcoolisme, les maladies de foie, etc...

D'après le diagnostic on recommande au malade l'iode ou les iodures alcalins et surtout l'hamamélis de Virginie. Chez les personnes jeunes il faut conseiller l'excellente pratique des bains de jambes ou des douches sur les mollets, alternativement chaudes et froides.

Bien entendu il faut défendre le port des jarretières et de tout lien qui comprime la jambe.

On trouve dans le commerce de nombreuses spécialités contre les varices. Ce sont des formules à base d'hamamélis analogue à celles que nous avons donnée pour faciliter les règles.

Ces médicaments donnent parfois de très bons résultats. On complètera leur effet par des applications locales avec la pommade suivante qu'on appliquera en couche épaisse tous les jours, recouverte d'un pansement et d'une bande élastique, sur les varices et les ulcères variqueux :

Extrait de ratanhia . . . . . .   9 grammes
Extrait mou de marrons d'Inde   2   —
Eau distillée bouillante. . .   10   —

Faire dissoudre les extraits dans l'eau bouillante, ajouter :

Lanoline fondue et tiède . . .   20 grammes

Battre au mortier et lorsque le mélange est bien homogène, terminer en mettant :

Axonge purifiée et fraîche . .   60 grammes

(Pommade usage externe).

On complétera le traitement en buvant en plusieurs fois dans la journée, un litre d'une tisane composée de cinq grammes de poudre de ratanhia mise à bouillir dans un litre d'eau et passée sur un linge.

Ces remèdes sont indiqués également en cas d'hémorroïdes.

Les hémorroïdes sont parfois si douloureuses qu'elles exigent une opération chirurgicale. Elles peuvent engendrer une véritable neurasthénie. Leur présence entraîne la constipation, or, il est indispensable que le malade aille à la selle tous les jours. Consulter sur ce sujet le chapitre spécial que l'on trouvera un peu plus loin.

On pourra mettre dans l'anus du malade chaque soir avant de se coucher un suppositoire ainsi composé :

Extrait sec d'hamamélis. . .   0 gr. 05
Beurre de cacao . . . .   Q. S.

(Pour un suppositoire, usage externe).

Rappelons un vieux remède excellent contre les hémorroïdes c'est l'onguent populeum belladonné, qui est au Codex, et que l'on pourra se procurer chez tous les pharmaciens.

L'ulcère variqueux sera traité par les remèdes

précédents concernant les varices. En outre le malade devra garder le repos, la jambe allongée. Pour guérir la plaie on fera des applications d'air chaud ou de lumière solaire, réglées par le médecin. Sinon, on lavera et on fera des pansements avec du vin aromatique. Un bon traitement encore à conseiller ce sont les lavages à l'eau-de-vie forte après lesquels on appliquera sur la plaie une feuille de papier à cigarette trempée dans l'eau-de-vie.

On mettra encore la poudre suivante :

Aristol . . . .   5 grammes
Sous-nitrate de bismuth .   5   —

(Poudre usage externe).

L'ambrine donne aussi satisfaction.

J'ai obtenu de belles guérisons avec des applications d'emplâtre à l'ektogan.

Contre l'eczéma variqueux, en plus du traitement général, on appliquera une couche épaisse de la pommade suivante :

Acide salicylique . . . .   0 gr. 03
Précipité blanc . . . .   1 gramme
Oxyde de zinc   2   —
Vaseline pure   30   —

(Pommade usage externe).

Ou encore, cette autre pommade :

Cire vierge	50 grammes
Huile d'olive stérilisée. .	100 —
Baume du Pérou	1 gr. 50
Teinture de benjoin . .	1 gr. 50
Chloramine	2 —

(Pommade usage externe).

Depuis quelques années, on emploie des boues radio-actives qui sont vendues dans de petits pots et que l'on ramollit en pâte molle avec de l'eau stérilisée. L'efficacité de ce traitement est incontestable surtout pour guérir les ulcères variqueux. Les pansements avec des compresses et des cotons imprégnés de substances radio-actives ont la même valeur. Il y a là un progrès incontestable dans la thérapeutique moderne.

Phlébites. — La phlébite est le nom que l'on donne à l'infection des veines.

Les phlébites s'observent chez l'homme comme chez les femmes, mais elles sont beaucoup plus fréquentes chez ces dernières. Elles peuvent résulter d'infections provenant du dehors : coups, plaies, phlegmon, furoncles. Mais les phlébites qui nous intéressent ici sont celles dont la cause est interne et qui frappent spécialement les veines des organes génitaux féminins et les veines des membres inférieurs.

La phlébite des veines des membres est assez spéciale on l'appelle : *œdème blanc douloureux* ou encore *phlegmatia alba dolens*.

La phlegmatia alba dolens s'observe au cou, à la face, aux membres supérieurs, mais elle a une prédilection marquée pour les veines des membres inférieurs.

Elle commence en général par des douleurs de la jambe et surtout du mollet et de l'aine.

Le malade se plaint que son membre est lourd, engourdi, il accuse des douleurs rhumatismales dans le genou ou la cheville. Ceci n'est pas constant, il est des cas où la douleur manque.

La peau sensible au moindre contact est livide, sillonnée de veines bleuâtres. Les mouvements sont difficiles. Bientôt la peau paraît lisse, cireuse, blanche, tendue, gonflée, douloureuse.

La maladie débute vers le pied et remonte peu à peu vers la cuisse, cependant lorsqu'elle résulte des suites d'un accouchement, elle suit un trajet inverse commence vers la cuisse et s'étend vers le pied.

La durée est variable, on admet qu'il faut compter en moyenne de quatre à cinq semaines.

Les personnes qui ont été atteintes de ce genre de phlébite se ressentent longtemps de leur maladie et la fatigue la marche, un exercice un peu violent, font revenir le gonflement du membre qui reste fragile pendant de longues années.

C'est un accident grave qui peut, mais rarement, aboutir à la gangrène.

Dans d'autres conditions, on observe, assez exceptionnellement par bonheur, des accidents mortels, des embolies dont on connaît la gravité. La cause de cette complication si redoutable provient de ce que, dans la veine enflammée, se forment des caillots de sang que le courant sanguin déplace et transporte à distance. Qu'un caillot de ce genre vienne se bloquer dans le cœur, ou le poumon, c'est la mort à plus ou moins brève échéance.

Il importe, on le comprend de savoir à quelle époque, il n'y a plus à craindre d'embolies. La pratique des malades démontre que six semaines après l'apparition de la phlébite tout danger de ce genre est écarté, néanmoins il y a des exceptions puisque Trousseau a cité une embolie mortelle après trois mois.

Chez les nouvelles accouchées, la phébite se déclare du cinquième au quinzième jour elle est précédée par de la fièvre. On ne l'observe que si le travail a été laborieux ou si la délivrance n'a pas été complète ou s'il s'agit d'une fausse-couche.

On la voit aussi avec les mêmes caractères chez les femmes opérées des ovaires, de l'utérus et principalement pour des fibromes.

Toutes les maladies infectieuses : fièvre typhoïde, grippe, exposent à la maladie.

Une variété spéciale et fréquente est la phlegmatia tuberculeuse. C'est toujours un mauvais signe qui annonce une tuberculose à sa dernière période, il est vrai aussi qu'on a pu l'observer au début.

Pour le cancer, même remarque. Le plus souvent, quand la malade est très touchée et en mauvais état, apparaît la phlébite, mais dans quelques cas elle se montre au début.

Dans la chlorose, on en cite quelques cas ainsi que dans le rhumatisme.

La phlébite des membres n'est pas rare au cours de la blennorragie et de la syphilis.

On voit d'après cela qu'il est bien difficile de dire comment on évitera une phlébite.

Quand il s'agit d'accouchement ou d'opérations chirurgicales, le médecin redoute cette complication et cherche à y échapper par des précautions minutieuses d'une rigoureuse asepsie.

Le traitement est nettement défini.

La malade devra garder le lit en conservant le membre atteint dans une immobilité complète.

On évitera tout mouvement, toute friction qui pourrait favoriser le déplacement d'un caillot.

La jambe, fixée dans une gouttière, sera maintenue en position élevée. On calme les douleurs par des onctions douces avec un liniment au salicylate de méthyle; par exemple la formule suivante :

```
Iode pur. . . . . . . . . . . .    1 gr. 50
Chloroforme . . . . . . . . .    20 grammes
Salicylate de méthyle . . . .    10      —
Huile camphrée. . . . . . . .    Q. S. pour 45 cm³
```

Suivant les idées de Vidal, pour faire disparaître le gonflement, le malade sera mis au régime lacté agrémenté de quelques aliments sucrés mais le sel sera rigoureusement interdit.

Le sel est à redouter quand il y a des gonflements des membres.

Bien entendu ces soins seront complétés par

un traitement énergique de la maladie causale.

Les suites de phlébite exigent des traitements assez longs. Une cure à la station de Bagnoles-de-l'Orne rend des services indiscutables.

Insuffisance ovarienne. — On appelle insuffisance ovarienne un ensemble de symptômes divers qui sont dus au mauvais fonctionnement des ovaires.

C'est une question qui n'est bien connue que depuis quelques années, grâce aux progrès de la chirurgie.

A la suite des premières opérations pour ovariotomie (enlèvement des ovaires) il y eut une sorte d'engouement et le nombre de femmes qui furent privées des glandes de leur sexe est incalculable.

Par la suite, il fallut déchanter et, autant on fut partisan de cette opération, autant aujourd'hui, on se montre réservé. Ce n'est pas que l'oviarotomie soit très dangereuse par elle-même, surtout quand elle est pratiquée par un chirurgien expérimenté, mais l'expérience a démontré que les suites n'étaient pas sans graves inconvénients.

Par comparaison avec les troubles observés dans ces circonstances, on a été amené à reconnaître dans un défaut de fonctionnement des ovaires, la cause de nombreuses manifestations dont le sens était resté mystérieux jusque-là.

La médecine actuelle sait aujourd'hui reconnaître et soigner l'insuffisance ovarienne ainsi que les phénomènes morbides résultant de la suractivité des glandes génitales.

Disons tout de suite en passant que ces découvertes ont été l'origine de recherches et travaux admirables et ont abouti à la découverte d'un véritable nouveau monde pour les savants qui se sont consacrés à déchiffrer le mystère de la vie humaine, il en est résulté aussi une série de médicaments nouveaux, une thérapeutique inédite, connue sous le nom d'opothérapie, qui utilise des extraits de divers organes internes dont l'importance, longtemps méconnue, est aujourd'hui prédominante.

Les symptômes d'insuffisance ovarienne sont nombreux et divers; mais dès maintenant il faut être convaincu qu'on ne saurait les trouver tous réunis sur le même malade. Chaque sujet en présente un certain nombre suivant les tendances de son tempérament, de son hérédité et des maladies qu'il a pu contracter.

Quand apparaissent les premières règles, le défaut de sécrétion de la glande ovarienne apporte un retard à l'instauration des périodes menstruelles ainsi qu'aux autres manifestations de la puberté féminine.

Pareille insuffisance peut se montrer plus tard chez la jeune fille ou la femme et dans ce cas, les règles sont diminuées soit comme abondance, soit comme durée, soit comme fréquence.

On admet qu'il y a certainement insuffisance ovarienne toutes les fois que les règles sont espacées de plus de trente jours.

Le retour d'âge de la femme à son déclin est caractérisé par un certain nombre d'accidents que j'expose un peu plus loin parmi lesquels prédominent ceux dus à l'insuffisance des ovaires qui dégénèrent et vont cesser complètement toute activité.

La femme atteinte de cette maladie se plaint de bouffées de chaleur, lui montant surtout à la face, s'accompagnant ou non de rougeurs aux joues.

Elle est fréquemment victime de congestions diverses, dans le poumon, le foie ou d'autres organes, elle peut être prise de crachements de sang.

Parfois au contraire, au lieu de congestions elle a un défaut d'afflux sanguin qui siège surtout aux membres et se traduit par de l'asphyxie des extrémités qui sont toujours froides, pâles ou bleutées. Le cœur est bien souvent déréglé, il souffre de palpitations. La pression sanguine est exagérée.

Le retentissement sur tout l'organisme est considérable et il se fait surtout sentir sur le système nerveux. On observe les désordres les plus variés. L'intelligence faiblit, la mémoire surtout. Le caractère change, la femme est agitée, elle dort mal, avec des cauchemars, elle est d'une humeur bizarre avec des périodes de tristesse et d'abattement sans causes appréciables, entrecoupées d'accès de suractivité et de gaîté exagérée. On voit apparaître des névroses, de la neurasthénie, des migraines et aussi un dérangement mental plus ou moins accentué.

Les divers organes sont frappés de troubles variés : troubles digestifs, troubles respiratoires, crises d'angoisse, d'essoufflement, les urines peuvent contenir de l'albumine, la peau est le siège d'éruptions nombreuses.

L'activité vitale se ralentit, l'obésité est la conclusion la plus habituelle et s'accompagne d'apparitions ou d'aggravations des symptômes d'arthritisme.

L'aspect physique de la femme est modifié. La jeune fille est retardée dans son développement ; la femme est atteinte précocement d'une sorte de vieillesse et de changements qui ne se voient généralement qu'à la ménopause.

Au lieu d'un défaut d'activité, on peut observer, plus rarement, une suractivité anormale, en ce cas la puberté est précoce ; les règles très abondantes, plus fréquentes que normalement, durent aussi plus longtemps. On attribue à cet état, certaines pertes blanches.

Le traitement est très complet. Il s'adresse à tout l'état général, et ne peut être dirigé que par un médecin qui observera les symptômes dès leur apparition et les combattra en conséquence.

A la base de la lutte contre l'insuffisance ovarienne, on doit placer le traitement opothérapique par l'ingestion, quotidienne et prolongée pendant de longues années, d'extraits d'ovaires et d'extraits de corps jaunes.

En moyenne, on donne des extraits secs aux doses de 20 centigrammes, deux à trois fois par jour, au moment des repas.

Quand on se sert d'extraits de corps jaunes, on donnera des doses moitié moindres.

Chlorose-anémie. — L'anémie est une des maladies les plus connues. Le plus souvent elle résulte d'une maladie plus importante qui a fatigué le malade, ou bien elle est la conséquence de causes diverses affaiblissant la santé.

Par exemple, elle dérive d'un séjour dans les pays chauds, ou de l'habitation dans des maisons malsaines, sans lumière et sans air, ou d'une mauvaise alimentation, de grossesses répétées, d'allaitement au sein prolongé, de surmenages. Certains poisons détruisent les éléments du sang et occasionnent de l'anémie comme l'oxyde de carbone qui se dégage des poêles de fonte chauffés au rouge, le plomb, le phosphore, le tabac, etc...

Quelques anémies sont le fait de parasites de l'intestin, de vers.

On en observe à la suite des maladies aiguës et des hémorragies.

Presque toutes les maladies chroniques aboutissent à l'affaiblissement du sang; tuberculose, cancer, albumine dans les urines, entérites, maladies

de l'estomac, du foie, du cœur, des organes génitaux, etc...

Chaque forme d'anémie est très variable dans
sa durée comme dans sa gravité ; citons enfin une
maladie spéciale encore mal connue, à peu près
inconnue en France, alors qu'elle est commune
dans le nord de l'Europe, qu'on appelle l'*anémie
pernicieuse progressive*.

Il va de soi qu'il importe avant tout de déterminer la cause exacte de l'anémie pour en conclure
un traitement logique dont la première prescrip-
tion sera de chercher à soustraire le malade aux
causes morbides qui l'affaiblissent. Il est évident,
d'après ce que je viens d'énumérer, qu'on guérira
certaines anémies par un changement de séjour,
d'hygiène, de genre de vie ou par la suppression
des parasites, etc. Les médecins sont d'accord
pour donner le moins possible de remèdes et
n'instituer un traitement qu'en s'adressant surtout à l'hygiène, l'hydrothérapie, les bains de mer,
les bains d'eau salée. Tout le monde connaît la
grande efficacité des eaux de La Bourboule qui
contiennent de l'arsenic.

Si l'on a affaire à un tuberculeux, ce dont on
doit s'assurer toujours au préalable, on se gardera

de lui donner des préparations à base de fer. Voilà un principe qui est fort peu connu et très fréquemment dédaigné. Le fer et ses dérivés entraînent des phénomènes congestifs et se montrent des plus dangereux dans la tuberculose.

L'anémie se traite plutôt par le repos, une alimentation saine et, si l'on y tient absolument avec de l'arsenic (liqueur de Fowler, de dix à vingt gouttes par jour), (piqûres de cacodylate de soude).

L'anémie véritable frappe aussi bien l'homme que la femme, il n'en est pas de même de la chlorose qui est particulièrement une maladie féminine et même une maladie de jeunes filles.

J'ai tort, je le sais, de confondre dans un même chapitre la chlorose et l'anémie c'est une concession aux habitudes du public et je m'en excuse.

Alors que l'anémie n'est qu'un symptôme survenant, ainsi que je l'ai dit, à la suite d'un grand nombre de circonstances, la chlorose au contraire est une maladie bien spéciale dans laquelle on relève des signes d'anémie mais qui dépend aussi du système nerveux.

La chlorose est ainsi nommée par suite de la teinte jaune, verdâtre qu'elle communique à la peau des sujets qui en sont atteints.

C'est avant tout une maladie de jeunes filles survenant à l'âge des premières règles. On l'observe cependant avant la puberté et elle semble bien être en rapport avec l'accroissement de l'enfant, résultant sans doute d'une croissance trop rapide que l'organisme n'arrive pas à soutenir.

La maladie n'est pas impossible chez les jeunes garçons, il n'y a pas de doute qu'elle soit sous l'influence d'une hérédité mauvaise qui facilite le retentissement dangereux des troubles menstruels, des émotions, chagrins, surmenages et défauts d'hygiène.

Cette question est encore assez obscure et, suivant les auteurs, la chlorose est une maladie du système nerveux, ou bien elle résulte d'une mauvaise digestion ; la théorie la plus séduisante est celle qui en fait une intoxication d'origine ovarienne.

« Elle présente, avec la tuberculose d'étroites
« affinités. L'interprétation du fait est malaisée.
« Si l'on veut bien, toutefois, reconnaître que la
« tuberculose est héréditaire, que son hérédité gît,
« non dans la transmission de la graine mais dans
« celle du terrain, pourra-t-on concevoir, sans
« pénétrer dans l'activité humaine que les enfants

« issus de souche tuberculeuse traduisent la déca-
« dence de leur race. En fait, la cholorose serait
« une maladie de déchéance. » — (Gilbert).

La chlorotique n'est pas toujours une femme
maigre, il s'en faut. Elle présente un aspect frap-
pant : un visage et des mains ayant une teinte
blafarde, jaunâtre, comme de la cire ; des lèvres,
des gencives, l'intérieur de l'œil décolorés. Dans
la figure bouffie, le regard paraît triste, langou-
reux ; les joues se colorent aisément d'une rougeur
subite qui ne dure pas.

C'est une malade triste, mélancolique et bizarre,
qui se plaint de maux de tête, de vertiges, d'éblouis-
sements, d'insomnies. Elle est toujours fatiguée,
elle rêvasse, elle a des névralgies, elle se sent prête
à s'évanouir pour un rien, le moindre exercice, la
moindre émotion l'essoufflent et provoquent des
battements de cœur. Certaines ont des crachements
de sang, des saignements de nez, et des pertes
sanglantes.

La chlorotique a un appétit capricieux, un
jour elle dévorera puis elle restera languissante
et sans appétit ; ou bien elle aura des goûts
étranges ; elle se régalera avec délices de substances bizarres fort peu alimentaires : fourmis,

fusains, fruits verts, vinaigre, sucreries, etc...

Presque toujours son estomac est gonflé et douloureux, elle a des digestions lentes, des brûlures, des ballonnements du ventre, des vomissements et de la constipation.

Les règles irrégulières, très peu abondantes, et même inexistantes, sont habituelles. Quelquefois, mais plus rarement, il y aura au contraire des pertes menstruelles exagérées. Les pertes blanches font partie du tableau.

Une chlorotique est parfaitement apte à faire un enfant; mieux, il est incontestable que le premier enfant apporte le plus souvent la guérison.

Le cœur est fréquemment atteint de lésions plus ou moins accentuées ; c'est dans ces cas là qu'en plaçant la main sur la poitrine, dans la région cardiaque ou à la base du cou, on perçoit une sorte de chatouillement que l'on compare aux ronronnements de chat (frémissements cataires). En appliquant l'oreille sur ces mêmes points, on entend comme un souffle, un bruit plus ou moins musical comparable aux ronflements d'un rouet, d'une toupie, ou d'un diabolo.

Le laboratoire permet d'examiner le sang et de constater son altération.

Quand la chlorose est constituée, il importe avant tout d'observer des règles d'hygiène précises sans lesquelles on peut être assuré d'un échec complet. Le régime doit être la première préoccupation de la famille. Que de fautes pourtant l'on commet journellement sur ce point! Au petit bonheur, sans discernement, on gorge les malades de viandes rouges, de viandes crues, d'œufs, de vins, réputés pour être fortifiants. On donne au hasard du fer ou de l'arsenic, de l'huile de foie de morue ou de l'iode, sans se préoccuper si l'on ne va pas aggraver la fatigue du tube digestif déjà défectueux.

M. le professeur Hayem est un des maîtres les plus autorisés pour le traitement de la chlorose, voilà ce qu'il dit pour le régime :

« Je me suis bien trouvé de supprimer tout
« d'abord les boissons stimulantes : le vin, la
« bière, le café et le thé, et d'attendre, avant d'ins-
« tituer une alimentation fortement réparatrice, que
« l'appétit se développe, sous l'influence de l'em-
« ploi du fer. Au lieu d'eau rougie ou de vin pur,
« je fais boire aux repas du lait pur non bouilli,
« en quantité modérée, c'est-à-dire au plus un tiers
« de litre par repas, et, lorsque je rencontre une
« répugnance marquée pour le lait, je donne la

« préférence à l'eau pure sur toutes les autres
« boissons.

« Les aliments solides, pris d'abord en petite
« quantité et sous une forme simple, se composent
« de viandes de boucherie, de volailles, d'œufs, de
« poissons à chair maigre. Je restreins considéra-
« blement l'usage du pain et des féculents et je
« recommande aux malades de manger à leur
« appétit, en ayant soin de boire peu, et de rester
« dans la position horizontale pendant un quart
« d'heure à vingt minutes après chaque repas. »
(Hayem).

La mode des sports vient apporter une heureuse
solution. Les sports de la jeune fille sont un remède
excellent pour prévenir la chlorose. Pourtant, quand
la maladie est déclarée, l'exercice peut être dangereux s'il est pratiqué sans discernement. Tout
comme l'alimentation, il faut le réglementer.

Pour les formes légères conviennent les courses
au grand air, la natation, le cheval, et la gymnastique de plein air. Je dirai, tout de suite en passant
que la bicyclette, comme moyen de transport, n'est
pas à vrai dire un sport car elle ne procure aucun
avantage au corps et, au moindre excès, elle est
éminemment dangereuse, surtout pour la femme.

Pour la chlorose accentuée, avec alanguissement de toutes les fonctions vitales, il est de toute nécessité, au contraire, de prescrire le repos, et d'attendre avant de conseiller la gymnastique et la marche, que le traitement ait produit une notable amélioration.

Hayem n'hésite pas, dans les cas graves, à ordonner le séjour au lit.

Toute chlorotique au début du traitement, doit rester au lit au moins trois semaines et plus s'il le faut.

La reprise de l'activité sera progressive, la malade commencera par ne se lever que pour les repas, puis on lui permettra des sorties en voiture, en bateau, enfin des marches d'abord très courtes, puis progressives, puis peu à peu en terrain incliné.

Le changement d'air, le séjour à la campagne sont à la base du traitement, mais n'empêchent pas le repos au lit.

Quand la malade se lève, il faut lui faire des frictions sur tout le corps au besoin avec un gant de crin, frictions sèches ou avec de l'alcool. Après la friction on couche le sujet dans un drap mouillé. Les douches ne doivent entrer en jeu qu'à la fin de la cure.

Pour les chlorotiques, le meilleur endroit est la montagne à altitude moyenne; elle ne doit pas dépasser mille mètres; sauf pour quelques exceptions le climat marin ne convient généralement pas.

Ce n'est pas d'aujourd'hui que l'on emploie le fer pour guérir la chlorose; c'est évidemment le remède de choix, et la plupart des insuccès sont imputables à une administration défectueuse.

Ce n'est pas ici que je vais entrer dans le détail de toutes les controverses suscitées par le rôle du fer et son absorption dans l'organisme.

Il semble que l'on doive préférer, entre tous les sels de fer; le lactate de fer, le proto-oxalate de fer et surtout le protoiodure de fer.

Ce dernier a l'inconvénient de noircir les dents et d'entraîner parfois des maux d'estomac et de la constipation.

Voici une bonne formule qui prévoit ce désagrément et qui est combinée pour l'éviter :

```
Iodure de fer . . . . . .      4 grammes
Extrait de rhubarbe. . .       5    —
Sirop de sucre . . . . .     300    —
```

Sirop à prendre par cuillerées à bouche, deux par jour.

Il est préférable de donner des pilules, malheureusement elles s'altèrent assez facilement, voici une bonne formule qui donne de très beaux résultats.

```
Iodure de fer. . .' .    10 centigrammes
Cascara sagrada . .      10         —
Extrait de gentiane.      5         —
```

Pour une pilule; en prendre de deux à cinq par jour.

Formule d'un sirop au lactate de fer :

```
Lactate de fer . . . . . .      5 grammes
Sirop de gentiane. . . .      250        —
```

Deux cuillerées par jour.

Huchard donnait les pilules suivantes :

```
Tartrate ferrico potassique  .    0 gr. 05
Extrait de quinquina . . . .      0 gr. 05
Extrait de rhubarbe. . . . .      0 gr. 05
Extrait de gentiane. . . . .      0 gr. 05
Extrait de noix vomique . .       0 gr. 005
Glycérine . . . . . . . . . .     Q. S.
Huile essentielle d'anis . . .    5 gouttes
```

Pour une pilule, deux à chaque repas.

Les pilules Pink pour personnes pâles sont des espèces de dragées à base de proto-oxalate de fer. Voici une formule qui s'en rapproche :

Proto-oxalate de fer . . . .   0 gr. 10
Poudre de quinquina. . . .   0 gr. 03
Extrait mou de quinquina. .   Q. S.

Pour une pilule ovale enrobée dans du sucre et colorée en rose vif par du carmin. En prendre d'abord une à la fin des trois repas, puis au bout de douze jours, deux pilules après les repas.

Les formules ne manquent pas ; elles se valent toutes plus ou moins.

Depuis quelques années il est de mode d'envoyer les malades aux eaux ferrugineuses. Les plus connues sont de la Bauche (Savoie), Forges-les-Eaux (Seine-Inférieure), Nérac (Ardèche), Bussang (Vosges), Vichy, source Lardy (Allier) et enfin Vals (Ardèche).

Le fer peut être donné à des chlorotiques peu avancées, mais si la malade est atteinte d'une forme un peu grave, il est nécessaire de lui faire subir une préparation : repos au lit et régime.

Suivant les auteurs, la cure doit être de courte durée, à dose faible ou au contraire elle sera prolongée sans inconvénient.

Tout dépend beaucoup de l'état du sujet ; il y a là un certain nombre de nuances, que seul un médecin exercé est capable de saisir.

Des travaux récents ont démontré l'importance du manganèse et de l'arsenic. Ce dernier est surtout favorable pour les chloroses tardives.

Voici deux bonnes formules tout à fait recommandables :

```
Carbonate de manganèse.    2 centigrammes
Oxalate de fer. . . . . .  15        —
Arséniate de soude . . .   2 milligrammes
Poudre de noix vomique.    2 centigrammes
Extrait de gentiane . . .  Q. S.
```

Pour une pilule, deux par jour, ou encore :

```
Extrait de quinquina . . . .   0 gr. 10
Extrait de gentiane. . . . .   0 gr. 10
Arséniate de soude . . . . .   0 gr. 001
```

Pour une pilule ; deux, quatre, six pilules par jour, au commencement du repas.

Nul n'ignore l'excellente influence de la Bourboule et du Mont-Dore, chez les chlorotiques.

Suivant les cas, on se trouve bien de donner de l'extrait d'ovaire ou encore de l'extrait de moelle osseuse.

Certains prescrivent à leurs malades de petites tartines minces de pain grillé, enduites de beurre salé et de moelle fraîche retirée d'os de veau ou de bœuf cru.

Bien que l'idée soit séduisante et que, grâce à une publicité largement payée, on soit parvenu à la faire accepter dans le public, le traitement par des extraits de sang, hémoglobine, etc.., est complètement inopérant. Il faudrait des tonnes de ces substances pour faire quelques effets sur le malade. Ces remèdes, si en vogue, ont bien moins de valeur, contre la chlorose ou l'anémie, qu'un morceau de boudin. Leur vogue ne peut être que passagère.

Les différents symptômes de la chlorose réclament les soins du médecin.

Il importe de soigner la dilatation de l'estomac si fréquente.

On combattra la constipation comme je le dis plus loin.

Il est inutile de chercher à soigner les phénomènes nerveux, ils disparaîtront d'eux-mêmes avec la guérison de la chlorose.

L'hydrothérapie réussit assez bien surtout quand elle est complétée par des massages.

Calculs du foie. — Coliques hépatiques. — Bien que les calculs de la vésicule biliaire s'observent dans les deux sexes, surtout chez les vieillards, ils sont plus fréquents de beaucoup chez la femme, aussi peut-on, sans exagération, étudier cette question dans ce volume.

Il s'agit en principe d'une sorte de sable pouvant s'agglomérer en un ou plusieurs cailloux de divers volume que l'on rencontre dans les voies biliaires.

La cause de cette curieuse maladie est parfaiment inconnue. Les suppositions ingénieuses abondent, mais elles n'ont rien de positif aussi je ne m'y attarderai pas.

En médecine, on appelle cette maladie, la lithiase biliaire. Elle est plus fréquente, ai-je dit, chez la femme et se manifeste chez les personnes sédentaires qui font peu d'exercice, les gros mangeurs et les obèses.

Il semble qu'il y ait une prédisposition particulière des individus, et il est classique de faire entrer cette maladie dans le groupe des états dits arthritiques : migraines, gouttes, rhumatismes, calculs de la vessie, obésité, asthme, diabète, eczéma.

La grossesse a une action indéniable, les coliques hépatiques sont fréquentes chez les femmes enceintes, à toute époque de la grossesse; (cinquante-neuf fois pendant la grossesse; quarante-cinq fois après l'accouchement dans une statistique de Dieulafoy).

On a accusé le port du corset.

Dans quelques cas, les calculs des voies biliaires existent sans provoquer le moindre trouble.

Sinon, les accidents varient selon que les calculs circulent dans les voies biliaires, s'arrêtent et oblitèrent un des canaux par où la bile se déverse, stationnent dans l'intestin qu'ils bouchent, ou font issue dans le péritoine en perforant la paroi au point où ils sont enclavés.

L'accident le plus commun et le plus caractéristique est celui qui est connu sous le nom de coliques hépatiques.

Si le calcul (tel est le nom donné au caillou en question) est peu volumineux, il ne cesse pas cependant d'irriter les voies biliaires qui sont par elles-mêmes assez étroites. Sa présence provoque des contractions douloureuses, il est poussé dans un sens quelconque mais les canaux biliares n'ont pas partout le même calibre, le calcul rencontre sur son passage des obstacles divers qu'il lui faut franchir. Tous ces détails expliquent les caractères de la crise que je vais exposer.

La colique hépatique éclate le plus souvent quelques heures après le repas, surtout après le repas du soir.

Elle débute brusquement chez une personne qui ne s'y attend point, aussi instantanément qu'un coup de pistolet. C'est une vive douleur qui se propage en plusieurs points : au creux de l'estomac, autour du nombril, sous les côtes, en avant et à droite, à l'épaule droite et à la pointe de l'omoplate droite.

L'intensité des souffrances est variable ; en général, les malades ressentent de telles tortures qu'ils poussent des cris aigus, se roulent dans leur lit en cherchant les positions les plus inattendues dans l'espoir de calmer leurs souffrances. Ils restent ainsi pendant plusieurs heures consécutives ou bien avec de courtes périodes d'accalmie. L'accès dure en moyenne de six à douze heures, généralement sans fièvre, mais il peut durer plusieurs jours et s'accompagner d'élévation de température.

Il est habituel d'observer des vomissements et aussi un changement de coloration des matières fécales qui deviennent blanches, des urines qui se colorent en rouge acajou, et de la peau qui se couvre d'une jaunisse plus ou moins accentuée.

Dans la plupart des cas, l'accès de colique hépatique cesse avec la même brusquerie que lorsqu'il est apparu. La fin s'accompagne souvent d'une abondante débâcle d'urines. Il s'en faut que la colique hépatique ait toujours la même intensité, beaucoup de gens se plaignent de crises d'estomac qui sont à vrai dire des coliques hépatiques élémentaires. La teinte jaune de la peau aide à faire le diagnostic.

La jaunisse en résulte environ soixante-quinze fois sur cent.

Il est bon de savoir que les mêmes symptômes sont, mais rarement, causés par des vers de l'intestin notamment les gros ascaris lombricoïdes.

A côté de ces signes capitaux, il y a des phénomènes accessoires. Tels sont les troubles suivants :

Le vertige, léger ou intense, furtif ou continu annonce ou remplace parfois la crise de coliques hépatiques.

La sensation de défaillance, la peur et la tendance aux évanouissements font partie de la maladie.

Certaines malades ont en même temps un accès de fièvre assez violent.

La colique hépatique expose à des complications dont quelques-unes sont plus graves, mortelles mêmes. On a observé la rupture des voies biliaires, puis la péritonite; ou encore la mort subite. Toutes choses excessivement rares, il est vrai. Plus fréquentes sont la congestion pulmonaire du côté droit, le gonflement des jambes, les lésions du cœur.

On ne devra pas confondre avec l'appendicite ou la colique néphrétique. Le traitement visera d'abord à calmer la douleur, puis à chasser le calcul et enfin à empêcher la formation de nouveaux cailloux.

En dehors de la morphine, dont on connaît les dangers et la difficulté de s'en procurer, le calmant de choix est l'antipyrine. On doit donner deux, trois, ou quatre grammes d'antipyrine par cachet de 0 gr. 50, donc, jusqu'à huit cachets dans les vingt-quatre heures.

Il ne faut pas s'attarder à appliquer des calmants sur la région douloureuse, qui, en général, ne tolère pas la moindre pression. Cependant on se trouvera bien de mettre un bon cataplasme chaud avec ou sans laudanum, des serviettes chaudes, des bouillottes en caoutchouc, des sachets de sable, ou mieux des cataplasmes électriques. Chez d'autres malades on préfère mettre des vessies de glace.

Les grands bains tièdes à 35° sont précieux.

Voici un liniment calmant que l'on peut recommander :

Menthol	0 gr. 25
Baume de Fioravanti	25 grammes
Chloroforme	25 —
Acide salicylique	0 gr. 50
Alcool à 90°	25 grammes
Baume tranquille	Q. S. pour 150 gr.

A appliquer sur des compresses qu'on recouvrira d'un cataplasme chaud.

On donne aussi à boire à la malade de l'huile d'olive par cuillerées à soupe. Si le goût paraît désagréable on y mettra quelques gouttes d'alcool de menthe ou quelques gouttes d'anis.

Très recommandé aussi est le sirop de chloral.

Pendant l'accès, la malade sera mise à la diète absolue, à l'exception d'un peu de tisane chaude ou au contraire de boissons glacées (par exemple lait et eau de Vichy). En aucun cas, on ne donnera de purgatifs qui risqueraient de favoriser la rupture des parois; la purgation est indiquée, mais seulement quand la crise est terminée.

Entre les crises, le remède le plus radical consiste en une intervention chirurgicale car il n'existe pas de remèdes à l'heure actuelle capables de dissoudre les calculs.

Le régime sera conforme aux causes de la maladie. En général il est recommandé d'éviter les eaux gazeuses, les boissons alcooliques, les coquillages, le gibier, les féculents, les sucres, certains médecins défendent les aliments gras. On mangera peu de pain et beaucoup de légumes. Pourtant parmi les légumes, il est habituel de défendre, les choux, les choux-fleurs, les artichauts, les champignons et les truffes.

La malade devra porter des vêtements amples, ne serrant pas le ventre, donc en premier pas de corset.

Il est classique de prescrire l'absorption, en même temps des perles d'éther et de capsules de térébenthine.

Le meilleur de tous les remèdes poussant à l'expulsion de la bile, c'est le fiel de bœuf en pilules ou en capsules.

On vante aussi l'action du salicylate de soude, l'aspirine, le calomel, etc...

Pour des raisons inconnues, l'usage a démontré

les résultats surprenants obtenus par l'ingestion
d'huile d'olive à hautes doses : 400 grammes, le
matin à jeun, en deux fois en une demi-heure
d'intervalle, le malade restant couché ensuite pendant trois heures sur le côté droit. Avant et après
il se rincera la bouche avec une petite gorgée de
de kirch ou d'eau-de-vie.

La glycérine a été préconisée dans le même but,
certains la préfèrent parce qu'elle est moins désagréable à prendre. On donne vingt à trente grammes
de glycérine parfumée avec une essence quelconque
de bonne saveur, à prendre en deux ou trois fois
chaque jour.

Le jus de citron frais, le matin à jeun, par vingt
à trente grammes chaque jour, a des effets remar-
quables.

Les eaux minérales alcalines jouissent d'une
réputation méritée. En pareil cas, le malade doit
boire une heure avant chaque repas ou simplement
avant le repas de midi, un verre d'eau de Vichy
froide pendant dix jours, puis un verre d'eau
chaude de Vichy pendant dix jours et les deux
jours suivants du mois sont consacrés au repos.

Parmi toutes les eaux minérales, l'eau de Vichy
tient le premier rang. On voit tout d'abord

l'appétit renaître, les digestions se régulariser mais souvent, quelques jours après le début du traitement, éclate un accès de coliques, preuve de l'élimination du calcul, dont le malade ne doit pas s'effrayer. S'il ne perd pas courage et s'il continue sa cure, il en retire un grand soulagement, et peu à peu les accès disparaissent définitivement.

Les accidents divers et complications de la colique hépatique constituent un chapitre trop spécial et trop important pour que je le traite ici. Au reste, il faudrait développer des théories et des conclusions qui exigent des connaissances particulières, et n'intéressent que le médecin.

Constipation. — Les constipés sont légion, il n'y a qu'à voir le nombre considérable de médicaments divers proposés par les annonces en quatrième page des journaux pour comprendre à quel point la constipation est répandue, et difficile à guérir.

A vrai dire ce n'est pas une maladie mais un symptôme accidentel ou habituel d'un grand nombre d'états morbides. On ne saurait espérer un résultat raisonnable et durable sans découvrir, chez chaque malade, la cause réelle de la constipation. Il faut pour cela toute l'expérience et tout le flair du médecin, mais il ne faut pas exiger que le docteur découvre du premier coup ce qu'on lui demande de chercher.

Les insuccès fréquents disparaissent à la longue si l'on sait avoir la patience voulue pour permettre cette enquête si délicate et si obscure.

Il importe absolument d'être fixé sur ce point car l'emploi irrationnel de certains médicaments entraîne bien souvent la persistance de la maladie et finit par la rendre incurable, c'est ce qui arrive par exemple avec l'abus de purgatifs et de lavements.

Il faut discerner la constipation accidentelle et la constipation habituelle.

La première est celle qui survient à l'occasion d'une maladie ou d'un changement de régime, (régime lacté), par exemple, ou d'un séjour un peu prolongé au lit, qui en sont une cause certaine. On en vient facilement à bout au moyen de divers purgatifs dont l'arsenal pharmaceutique est doté.

La constipation habituelle est un symptôme excessivement fréquent de nombreuses maladies. C'est affaire au médecin de trouver l'origine véritable. Le plus souvent, il faut le dire, c'est la faute d'une hygiène défectueuse. En hiver, le régime des légumes secs et des pâtes est néfaste à quiconque est naturellement prédisposé à des idées... conservatrices. L'apparition des légumes verts et des fruits permet de rafraîchir notre organisme fatigué.

A mesure que ces aliments jeunes et vivants viennent approvisionner nos marchés, bien des constipations disparaissent. Mais malgré tout, il est encore beaucoup de malheureux qui restent rebelles à ce renouveau et continuent à présenter un caractère renfermé. C'est qu'en réalité, il existe une infinité de causes générales locales qui engendrent la constipation chronique.

La médecine moderne tend à restreindre de plus en plus l'emploi des médicaments pour donner la première place aux moyens hygiéniques et physiques.

Quand la constipation est totale, c'est-à-dire quand les selles sont très rares, l'expulsion libératrice n'a lieu péniblement, que tous les deux ou trois jours, ou une seule fois par semaine, et même davantage. Les matières sont sèches, noires et se présentent sous forme de petites boules ou d'autres fois elles sont minces et de temps à autre, elles cèdent le pas à une débâcle abondante et douloureuse.

En d'autres circonstances, on rencontre des constipés qui s'ignorent ; ils vont tous les jours à la garde robe, mais en très petite quantité, ils ne se libèrent, en quelque sorte, que du surplus et conservent en permanence une réserve malsaine, siége de fermentations, fabrique de produits toxiques qui passent dans le sang et empoisonnent l'organisme. Chez ces malades, le ventre est parfois gonflé, dur, tendu, par des gaz, chez d'autres, au contraire, il est flasque et tombant.

Ils n'ont pas d'appétit, leurs digestions sont lentes, pénibles, accompagnées de renvois gazeux, peu agréables pour le voisinage. Ils ont la bouche amère, surtout le matin; l'haleine mauvaise, la langue sale. Ils ont de fréquents maux de tête, ils peuvent souffrir du ventre et on les voit crier lorsque le médecin les touche en certaines régions. Très souvent, le tableau est compliqué d'hémorroïdes et de maladies de peau.

Cet état entraîne des troubles nerveux, une véritable neurasthénie, la perte du sommeil, des vertiges. Le travail est pénible. Il peut survenir un peu de fièvre. Le teint devient jaune, la peau

flasque. Il n'est pas rare de noter de l'amaigrissement.

Lorsqu'on en est à ce point, il ne faut pas croire
qu'on obtiendra une guérison en achetant des
drogues diverses, au hasard, sur le conseil d'un
voisin, ou les promesses d'une publicité plus ou
moins tapageuse. Il faut aller absolument voir le
médecin qui dira si la maladie provient d'un mauvais fonctionnement du foie, ou de l'intestin, du
système nerveux, etc...

Il faut bien se pénétrer que, la plupart du temps,
les constipés sont des gens fort bien portants qui
ont négligé de surveiller l'état de leurs selles. Ils
ont fini à la longue par se rendre vraiment
malades.

Pendant la guerre, le service de santé a porté
tous ses soins à mettre en bon état la bouche de
nos soldats. Cette leçon ne devrait pas être perdue.
Il semble un peu étonnant qu'il soit besoin de
recommander à chacun de veiller jalousement à
la conservation de ses dents. Il est aisé de comprendre que le broyage des aliments dans la
bouche est essentiel pour assurer une bonne
digestion. Si nos meules sont en mauvais état,
la mouture est défectueuse, le tube digestif est

obligé à un surcroît de travail, il se fatigue et toute la santé est déréglée. Bien souvent la constipation se guérit chez le dentiste.

C'est dans le jeune âge qu'on prend des habitudes décisives pour toute la durée de l'existence. Quand on est jeune, il faut s'accoutumer à aller tous les jours à la selle, même si le besoin ne se fait pas sentir. Il faut adopter une heure fixe, commode suivant les occupations journalières, par exemple le matin au réveil, et s'y tenir une fois pour toutes. Au réveil, on paie son tribut à la nature pour toute la journée et l'on peut ensuite se livrer à des soins de propreté fort nécessaires. Les organismes bien doués ne doivent pas reculer devant une deuxième libération, le soir, avant de se coucher, par exemple.

Chez les jeunes filles, ce nettoyage intérieur est une mesure de coquetterie des plus élémentaires. C'est le secret d'un teint rose et frais, de chair ferme, d'un caractère plaisant et enjoué et l'assurance de n'avoir jamais ces vilains boutons qui déparent tant de jolis visages. Malheureusement, il faut reconnaître que les jeunes filles ont des excuses. Combien existe-t-il en France, de lieux d'aisances, je ne dis pas convenables, mais seulement suffisants? L'installation défectueuse fait reculer les personnes délicates. Elles ont peur de gâter leur toilettes, le corset les gêne, elles ont une fâcheuse tendance à remettre à plus tard l'acomplissement de cette fonction si peu poétique, elles ont toujours le temps et oublient de « faire le ménage » de leur intérieur du corps.

Si malgré la volonté d'adopter des heures régulières, l'intestin reste un peu paresseux, il faut demander à un régime convenable, un secours efficace.

Ce que nous mangeons, la manière dont nous digérons, et le soin que nous apportons à nous débarrasser des déchets inutilisés, constituent les élémen's les plus importants d'une bonne santé. La moitié des maladies proviennent d'un tube digestif encombré de matières ou malmené. On a pu dire, sous forme de boutade, avec beaucoup de raison que : si on pouvait enlever tout l'appareil digestif l'homme ne mourrait que d'accidents.

Il importe de ne pas abuser des médicaments. On ne se drogue pas impunément. Le plus souvent à la longue, des amateurs de médecines, se donnent bénévolement une gastrite médicamens

teuse bientôt suivie d'une constipation excessivement difficile à combattre.

Lorsqu'on a affaire au type le plus habituel :
matières dures, fétides, parfois accompagnées de
mucosités, la première indication consiste à aug-
menter le volume de ces matières au moyen d'aliments convenables.

On conseille dans ce but, l'usage quotidien, principalement le soir, de la salade et des fruits crus
ou cuits. A la campagne, il est très facile de se
procurer des fruits qui n'ont pas eu le temps d'être
souillés, ni en tombant sur le sol, ni au cours du
transport. On doit en ce cas manger les fruits
crus avec leur peau. La salade doit être assaisonnée
avec beaucoup d'huile. On mangera le moins
possible de pain et de pâtes alimentaires. Les
repas devront être pris avec lenteur, il est essentiel de ne donner à l'estomac que des aliments
parfaitement broyés.

Les repas ne devront pas être trop rapprochés
les uns des autres. L'eau est la meilleure boisson.
On peut se permettre de la couper avec un peu de
vin blanc, de la bière ou du cidre, mais toute personne ayant tendance à la constipation doit s'interdire l'usage du vin rouge.

Si, malgré la volonté de suivre les conseils que nous donnons, l'intestin reste un peu paresseux, il faut boire le soir en se couchant et le matin au réveil, à jeun, un grand verre d'eau froide tout simplement, ou mieux, un grand verre d'eau froide légèrement salée avec une pincée de sel de cuisine.

On se contenterait d'une seule cigarette par jour, il faut reconnaître qu'une cigarette fumée le matin à jeun, et suivie d'un verre d'eau froide, constitue un excellent laxatif. On voit rarement des fumeurs constipés. Mais le remède présente tellement d'inconvénient par d'autres côtés, qu'il est préférable de n'en pas user.

Obésité. — L'obésité, autrement dit l'embonpoint est une véritable maladie qui se manifeste chez les hommes autant que chez les femmes. Elle est d'une importance capitale pour la beauté féminine. Elle est excessivement fréquente chez les personnes sédentaires et atteint toutes les parties du corps, elle est une cause de disgrâce physique, qui influe sur la santé.

Il y a des femmes qui acceptent un véritable martyre pour combattre l'obésité menaçante ou établie.

Voyons ce qu'il faut penser logiquement sur ce point afin de pouvoir déduire un traitement intelligemment dirigé d'après la connaissance parfaite des causes.

L'obésité, si tout le monde en parle, par contre, bien peu en ont une idée saine. C'est, en fait, l'augmentation généralisée du tissu adipeux. Lorsqu'elle est peu prononcée elle se confond avec l'embonpoint, poussée à l'extrême on l'appelle *polysarcie* ou *adipose*.

Les accumulations de graisse chez l'obèse ne se répartissent pas d'une façon uniforme. Chez certaines personnes elles se font dans les points limités : au cou, aux mamelles. L'adipose n'existe pour ainsi dire jamais à la verge et au scrotum.

Il y a lieu de distinguer la surcharge graisseuse qui s'ajoute aux tissus sans détruire leurs éléments propres et la dégénérescence graisseuse qui est une transformation des éléments voués à la mort.

La surcharge graisseuse peut se guérir, alors que la dégénérescence graisseuse est incurable.

Au début, chez les sujets jeunes tout en particulier, l'obésité est peu gênante, tout au plus provoque-t-elle un peu d'essoufflement et rend-elle le sujet apathique, peu enclin aux exercices physiques, petits troubles accompagnés de digestions lentes et pénibles avec légère somnolence après les repas.

Lorsque l'adipose est très prononcée et que le sujet a pris de l'âge, celui-ci présente une face colorée, une démarche lourde, lente, pénible ; de l'oppression au moindre mouvement, l'ascension des escaliers est tout particulièrement pénible, la parole brève, entrecoupée. La soif est vive, l'appétit est tantôt augmenté, tantôt diminué, les digestions sont laborieuses et, après les repas, s'accompagnent d'un besoin de sommeil impérieux.

Le cœur, augmentéde volume, est agité de battements sourds, mal frappés, irréguliers.

Le moindre exercice provoque des sueurs et la peau exhale une odeur fétide due à un épanchement exagéré de matière sébacée souvent compliqué par des fermentations, des érythèmes, de l'eczéma, de l'intertrigo.

Beaucoup d'obèses meurent de suites de transformation du foie, des reins ou du cœur ou de quelques maladies infectieuses parce qu'ils résistent très mal aux microbes.

On voit des obèses à tous les âges, mais en particulier chez les adultes et surtout chez les femmes.

La vie génitale apparaît pour certains comme d'une importance capitale, c'est ainsi que chez les femmes, l'obésité apparaît au moment de la puberté, après le mariage, mais surtout au moment de la ménopause.

Il y a une question d'hérédité indéniable et on sait que cette maladie est une des manifestations de l'arthritisme : *obésité, migraine, lithiase biliaire, gravelle urique, asthme, rhumatisme articulaire, goutte, diabète, sont autant de manifestations d'une nutrition ralentie* (Dieulafoy).

On peut dire sans aucune hésitation que ce sont des maladies de même famille qui ont une fâcheuse tendance à s'associer.

Le problème s'est montré très complexe et nous ne sommes pas au bout de discussions.

On peut résumer comme il suit l'état actuel des opinions des savants.

Origine alimentaire. — Il est faux que tous les obèses soient de gros mangeurs, cependant 40 pour cent des cas sont dus à une alimentation trop abondante. Il ne faut pas croire que les aliments gras favorisent l'obésité. Hippocrate prétendait au contraire qu'ils étaient un remède excellent contre elle. Plus net semble le rôle des féculents et des sucres.

Travail musculaire. — Il existe des obèses très actifs, sans cesse en mouvement et des gens sédentaires très maigres, pourtant on peut accuser la sédentarité dans nombre de cas.

Qualité de l'assimilation. — Le tube digestif ne fonctionne pas à la perfection chez l'obèse, il tend à fabriquer des graisses que l'organisme ne parvient pas à oxyder. Le vice principal de la nutrition dans l'obésité consiste essentiellement dans la mauvaise utilisation des graisses, dans un manque de désassimilation des graisses, et non dans un excès d'assimilation (P. Courmont).

Origine toxique et infectieuse. — Carnot et Amet ont montré que des intoxications très faibles mais répétées entraînaient chez les animaux des surcharges graisseuses. Robin déclare qu'à l'origine de toute obésité on relève une infection, maladie aiguë, syphilis, etc. Tout ce qui ralentit ou trouble la nutrition peut conduire à l'obésité.

Influence du système nerveux et de l'hérédité.
— Bouchard a montré que l'hérédité jouait un rôle
capital surtout dans l'hérédité arthritique.

On peut avec Bouchard résumer de la sorte les
causes possibles de l'obésité.

Troubles de l'innervation. — Certains obèses
sont victimes d'une défaillance de leur système
nerveux.

Modification de glandes à sécrétion interne.
— L'insuffisance ovarienne et l'insuffisance testi-
culaire entraînent l'obésité.

Modifications des ferments. — Il peut y avoir
insuffisance d'oxydation, mauvaise utilisation du
sucre, du dédoublement excessif de l'albumine,
des tissus ou des aliments, transformation défectueuse des aliments gras.

D'après ces brèves notions on comprend à quel
point il est vain de vouloir guérir de l'obésité par
un remède unique. Il n'y a pas de tisanes, de
pilules, de frictions, auxquelles on puisse attribuer
le pouvoir de faire maigrir. De même, la conception
trop simpliste qui consiste à prescrire des régimes

ayant tous pour but de donner une alimentation insuffisante sans laisser le malade mourir de faim, manque de fondement.

En réalité, la cure de l'obésité comporte des régimes soigneusement établis, à la suite d'examens divers tels que : examen des urines, du sang, de la digestion.

Si dans certains cas, il convient de prescrire l'abstention de boissons, dans d'autres il faut laisser boire de l'eau à volonté pour éviter de graves désordres.

L'exercice est recommandable, ainsi que l'hydro- thérapie, et le massage, sauf, si le cœur est en mauvais état. Les bains de vapeur, utiles pour les uns, sont mauvais pour les autres.

On a obtenu des amaigrissements étonnants en traitant la syphilis de quelques-uns.

L'iodure de potassium compte des succès. Chez certaines femmes où l'obésité entraîne l'anémie, il faut donner du fer et du quinquina.

Le médecin consultant possède des armes thé- rapeutiques de valeur telles que l'envoi dans les stations thermales comme Brives, Châtel-Guyon, certaines préparations thyroïdienne, les purgatifs, les préparations iodées, etc...

Signalons en dernier lieu, que depuis quelques années on met sur le compte de l'insuffisance ovarienne hypophysaire un ensemble de signes morbides appelé : syndrôme adiposo-génital, caractérisé par l'obésité coïncidant avec une atrophie marquée des organes génitaux, et particulièrement visible chez des sujets du sexe masculin. On constate, en général ; des troubles généraux tendant à donner à l'individu des goûts efféminés, en rapports avec l'absence de tout ou partie des caractères secondaires de la sexualité (poils, voix).

Palpitations. — Que de fois, les dames et les jeunes filles viennent consulter parce qu'elles ont des palpitations.

Quelle que soit la cause première de ces symptômes morbides, on en arrive toujours à reconnaître qu'il s'agit d'un trouble du système nerveux qui commande les mouvements du cœur.

La plupart du temps, il faut accuser un état de nervosisme général, un peu de névropathie et les excès de tous genres : abus de boissons, de café, de tabac, surmenage.

Les jeunes filles, au moment de la croissance, y sont sujettes. Dans tout cela, il n'y a rien de vraiment grave ; la malade et son entourage craignent une maladie de cœur et il faut les rassurer, puisque l'organe en lui-même n'est point endommagé.

A côté de ces palpitations gênantes; mais bénignes, il faut placer celles qui résultent d'une maladie de cœur véritable. C'est souvent le signe d'un rétrécissement d'un des orifices du cœur.

Le même symptôme s'observe également quand il y a un désordre dans les vaisseaux sanguins ou quand le sang n'a pas sa composition normale.

Les palpitations apparaissent en général, par accès plus ou moins intenses.

Les accès légers sont caractérisés par des battements de cœur plus pénibles que douloureux, avec une oppression réelle et une sensation angoissante de resserrement au creux de la poitrine.

Les accès violents plongent le malade dans une grande anxiété; il étouffe, il halète, il parle avec peine, avec une voix entrecoupée, il a le visage pâle, les extrémités glacées, sa poitrine se soulève avec force, elle semble avoir peine à contenir le cœur qui bat à tout rompre, fort et rapidement, souvent la crise aboutit à l'évanouissement.

Chose curieuse, malgré le désordre du cœur le pouls peut rester normal.

On ne saurait conseiller un traitement sérieux sans chercher à découvrir la cause réelle de cet état.

Seul un médecin est capable de poser ce diagnostic. On sait par exemple que bien des fois, le malade se plaint de palpitations et n'a rien au cœur, mais qu'il a une lésion du poumon. L'intensité de la crise n'est pas en rapport avec la gravité de la maladie initiale. Laënnec disait avec raison que les palpitations purement nerveuses, c'est-à-dire sans lésions anatomiques, sont souvent les plus pénibles et dans la pratique courante, le médecin sait que ce sont celles-là pour lesquelles on le dérange le plus souvent.

Il faut penser à une artério-sclérose possible ou, encore, on recherchera si l'on n'est pas en face de troubles digestifs.

Il importe pourtant de mettre un terme aux souffrances du malade. Que faire donc, en cas de palpitations?

Il faut envoyer chercher le médecin, car on ne sait jamais en réalité si la crise en question est grave ou non. Puis on couche le malade dans son lit, on lui desserre ses vêtements, on le laisse à la diète, et on lui donne peu à boire.

En dehors des médicaments toxiques que le médecin jugera bon d'ordonner, on calme les malaises par l'application de vessies de glace ou de compresses d'eau très froide sur la région du cœur, non pas tant sur la pointe que sur la base, par conséquent sur le milieu de la poitrine, un peu à gauche, et à deux travers de doigts au-dessous de la clavicule, cet os saillant faisant partie de l'arc-boutant qui réunit en avant les deux épaules, et dont le relief chez les femmes maigres dessine ce qu'on appelle les salières.

Comme médicament on peut donner de l'anti-pyrine et du sirop d'éther.

On se rappellera que, chez les anémiques, les chlo-rotiques, les femmes qui ont des coliques hépati-ques ou des infections de l'utérus et des ovaires, on observe souvent des palpitations.

Elles apparaissent aussi chez les personnes qui ont des vers dans l'intestin. Enfin, c'est souvent l'un des symptômes qui annoncent la crise d'hys-térie.

Hystérie.—L'hystérie est une névrose, c'est-à-dire une maladie que l'on attribue au système nerveux, mais dont à vrai dire, on ne connaît pas bien la cause, et qui, à l'autopsie, ne laisse aucune lésion susceptible de la reconnaître.

Communément dans le public, on en fait une maladie spéciale aux femmes. Il y a là une erreur qu'il faut combattre, car l'hystérie est tout aussi fréquente chez les hommes, surtout chez les alcooliques.

Aujourd'hui, on distingue deux formes principales : l'hystérie convulsive et l'hystérie non convulsive, parmi lesquelles on trouve deux groupes, l'un caractérisé par des manifestations permanentes, prenant un caractère définitif et à peu près incurable; l'autre se manifestant par crises violentes passagères, que l'on peut calmer par des traitements.

Ce qui prédomine dans cette maladie, c'est avant tout un trouble mental. Les hystériques ont un affaiblissement ou une perte totale de leur conscience et se montrent éminemment faciles à suggestionner.

L'hystérie convulsive procède par attaques. Suivant le genre on décrit la *petite hystérie* qui est la plus commune, et la *grande hystérie*.

La petite hystérie comporte des attaques bien souvent annoncées quelques heures ou quelques jours à l'avance par des symptômes spéciaux : des malaises, bâillements, palpitations, crises de larmes ou de rires, sans motif. Presque toujours, le sujet se plaint d'une boule qui remonte vers le cou ainsi que d'une sensation spéciale, et de resserrement de la poitrine.

Au moment de l'attaque, se produit une douleur, plus ou moins vive, un point ressenti dans le bas-ventre, dans l'ovaire, qui remonte vers le creux de l'estomac, puis le long du milieu de la poitrine, arrive à la gorge, où elle donne une sensation d'étranglement et aboutit enfin à des sifflements d'oreilles et à la vue qui se voile. Alors, la malade tombe sur le sol, mais, détail tout à fait symptomatique, elle a le temps de choisir le lieu de sa chute. La crise d'hystérie s'accompagne rarement d'accidents graves, au contraire de l'attaque d'épilepsie qui précipite le sujet là où il se trouve, sans aucune considération de dangers. L'hystérique se fait rarement mal, l'épileptique tombera aussi bien du haut d'un échafaudage que dans l'eau ou le feu si le malheur veut qu'il soit dans une situation à le faire.

L'hystérique ne perd pas complètement connaissance, tout au moins au début de l'accès ; elle crie, elle vocifère, elle fait des gestes désordonnés et principalement elle porte la main à son cou et cherche à arracher le haut de son corsage comme pour enlever tout objet qui empêcherait la respiration ; sa figure est congestionnée, violacée, puis des larmes viennent, elle sanglote, elle a des hoquets, et enfin tombe en convulsions désordonnées. Au bout de quelques minutes, de quelques heures même, les mouvements se calment, sur la figure reparaît l'intelligence : tout d'abord des expressions de colère, de peur, de volupté, enfin, après d'abondantes larmes, ou une forte débâcle d'urine, tout est terminé.

Les attaques n'ont pas toujours la même violence, beaucoup de malades perdent à peine connaissance, entendant ce qui se dit auprès d'elles et s'en rendent compte. Il est rare que ces accès aient lieu la nuit.

Dans d'autres circonstances, un spasme unique limité à un seul organe tiendra lieu de crise.

La grande hystérie, beaucoup plus rare, commence comme une crise d'épilepsie, puis on voit la malade prendre des attitudes dignes d'un acrobate, elle fait le pont en s'appuyant uniquement sur la tête et les pieds, en conservant son corps en arc de cercle, ou bien elle balance le corps dans une sorte de salut interminable, etc..., après ces *mouvements clowniques* apparaît la phase des attitudes passionnelles, la malade inconsciente reproduit les gestes et les attitudes de certains sentiments violents, notamment la frayeur et surtout la volupté amoureuse à son comble. Enfin surviennent des hallucinations avec visions effrayantes.

Dans la grande hystérie, la répétition des attaques forme une véritable maladie de longue durée. Chez d'autres malades la crise est remplacée par un sommeil léthargique, un coma cataleptique plus ou moins prolongé.

L'hystérie ne se signale pas seulement par les convulsions, il existe un grand nombre de manifestations les plus diverses qui se rapprochent des paralysies, ce sont des contractures, des tremblements, des névralgies, des congestions diverses, des troubles intellectuels.

A vrai dire, on ne saurait entrer dans le détail de toutes les manifestations hystériques. Cette névrose est susceptible de revêtir tous les caractères de toutes les maladies chroniques connues. Elle peut être le point de départ de dérangements organiques qui deviendront ensuite très difficiles à soigner.

C'est ainsi qu'il faut toujours penser à l'hystérie possible, pour des malades atteints de paralysie, d'hémiplégie, qui se plaignent d'avoir perdu la sensibilité de toute une partie du corps.

Hystériques sont les contractures parfois qui laissent un membre impotent, simulant une coxalgie, un torticolis, engendrant des spasmes interminables. Hystériques peuvent être les tremblements des membres ou de la face, les maux de tête, les névralgies, les crises de douleurs abdominales, qui peuvent faire croire à l'appendicite ou à la péritonite.

Des personnes qui deviennent subitement muettes, sans voix, sourdes, ou aveugles, perdant toute mémoire, sont souvent des hystériques.

Il est à remarquer que les manifestations hystériques se réduisent à l'apparition de tous symptômes que l'on peut simuler par jeu.

La femme hystérique a un caractère spécial, elle exagère tout et adore se donner en spectacle; comme ou dit dans le public, elle cherche à se rendre intéressante et pour cela ne recule pas devant les actes les plus invraisemblables et les plus répugnants. Les hystériques, dit Dieulafoy, sont souvent malicieuses, perverses, dissimulées, menteuses, certaines mentent avec une ténacité et une effronterie inouïes, elles sèment partout la brouille et la discorde, elles simulent un suicide, elles jettent le désespoir dans leur famille en annonçant qu'elles veulent se tuer, alors qu'elles n'en ont aucune envie, elles s'accusent d'actes qu'elles n'ont pas commis, elles portent contre autrui de fausses accusations de vol, de meurtre, de viol, et elles font traîner, devant les tribunaux, des innocents qu'elles font parfois condamner à mort.

La plupart des hystériques sont des hallucinées qui croient fermement en leurs visions, l'histoire nous en a laissé des exemples célèbres.

L'hystérique est tout naturellement portée à des excès de religion pouvant aller jusqu'au délire et à la démence. Les asiles regorgent de folles atteintes de délire religieux. Du même ordre sont les délires érotiques. L'amour devient pour elles une source d'exagérations.

La médecine légale est obligée de tenir compte

de l'état mental des hystériques. Bien souvent, les héroïnes de causes célèbres sont des malades de ce genre.

L'hystérie peut également produire des troubles du côté de la peau ; du zona, des ecchymoses apparaissant sans choc, des sueurs de sang, du gonflement des membres, ou bien la chute des cheveux, la chute des ongles.

Certaines hystériques vomissent, sont très constipées, perdent l'appétit, leurs urines s'écoulent avec peine, s'arrêtent ou au contraire s'échappent à chaque instant.

Tous les sens peuvent être altérés, notamment le goût et le toucher, c'est là qu'on rencontre des gens qui aperçoivent des objets sous des couleurs invraisemblables.

L'hystérie est la grande ressource des charlatans, c'est elle qui explique les miracles de toutes sortes. La guérison immédiate, aux approches d'une cause quelconque, sont le fait de l'hystérie.

La douleur de l'ovaire que j'ai signalée est constante, c'est elle qui, depuis très longtemps a fait penser aux médecins que l'origine de la maladie pouvait être dans les organes génitaux, et lui a fait donner le nom, puisque le mot hystérie provient du mot utérus. La compression avec le poing fermé sur l'ovaire douloureux, à travers la paroi du ventre et pricipalement l'ovaire gauche, suffit bien souvent pour enrayer une crise débutante.

Il est certain que les troubles génitaux sont les plus fréquents.

La maladie s'accompagne parfois de fièvre.

L'épilepsie se joint dans quelques cas à l'hystérie. La maladie peut exister chez les enfants mais elle apparaît surtout à l'âge de la puberté, ou à l'âge adulte pour diminuer vers le retour d'âge après avoir subi une recrudescence passagère.

Il semble bien qu'elle soit héréditaire; beaucoup d'auteurs admettent aujourd'hui qu'elle a des rapports certains avec l'hérédité tuberculeuse.

Les émotions, les chagrins, un amour malheureux, la chlorose et aussi l'esprit d'imitation paraissent en être les causes les plus habituelles.

Comme dans d'autres névroses, elle paraît contagieuse. Il y a eu de véritables épidémies d'hystérie comme la célèbre histoire des convulsionnaires de Saint-Médard en 1727.

Les maladies infectieuses, débilitantes, les affections chroniques, l'alcoolisme, les maladies génitales, la grossesse, l'accouchement, les accidents de la vie courante sont le plus souvent à l'origine des premières manifestations hystériques.

Cette maladie n'est pas aussi grave que l'épilepsie puisqu'on peut la guérir, mais il ne faut pas oublier qu'elle est une dangereuse menace de folie. Elle pousse au suicide. On connaît quelques cas très rares où la mort est venue terminer une attaque d'hystérie. Il est impossible de prévoir la durée de cette névrose.

Chez l'homme, la dernière guerre est venue démontrer que l'hystérie n'est pas si rare qu'on le croyait; elle a été manifestement reconnue non seulement chez les sujets efféminés mais encore chez des adultes solides et robustes. Il est vrai que ces derniers étaient presque toujours des alcooliques.

Les caractères sont les mêmes que chez la femme avec cette seule différence que le point douloureux à l'ovaire est remplacé par un point analogue au testicule, principalement le testicule gauche.

L'auto-suggestion, comme l'a montré Charcot, est bien souvent la cause immédiate des manifestations hystériques, notamment des paralysies; elle dépend d'une idée fixe; d'une préoccupation du malade. Mais heureusement, cette maladie peut se guérir par le moyen même qui l'a engendré. Le traitement est basé surtout sur l'utilisation de la suggestibilité.

Il est bon d'appliquer un traitement chez les prédisposés dès le soupçon de la maladie.

C'est dans ce but qu'il convient de diriger l'éducation des enfants en leur évitant les émotions. Tout enfant un peu nerveux doit être soustrait à tout ce qui peut éveiller son imagination, on se gardera d'exalter chez lui les pratiques religieuses, et de le terrifier par des contes de nourrice. Les arts d'agrément, danse, musique, chant, les lectures seront surveillés.

L'apparition des règles provoque souvent chez la jeune fille un ébranlement moral dangereux et les parents sages devront avertir l'enfant afin de lui montrer qu'il s'agit d'un événement naturel dont il n'y a pas lieu de s'inquiéter.

Quand la jeune fille avance en âge et qu'elle fait des études plus sérieuses, on doit redouter le surmenage, d'autant plus que les prédisposées à l'hystérie ont, en général, une intelligence très développée et travaillent avec exagération. Le caractère exagéré est une des caractéristiques de l'hystérie.

Le séjour à la campagne est celui qui convient, il permet la pratique des sports, développant le corps ; les meilleurs sont tout d'abord la natation, la gymnastique française, l'escrime et l'équitation. On peut aussi essayer de donner au sujet le goût du jardinage.

Il faut aussi combattre la tendance à l'exagération et si les sports sont recommandés, on doit interdire les compétitions sportives, les marches qui fatiguent et provoquent des émotions.

Depuis Hippocrate on prétend que le mariage est le meilleur remède contre l'hystérie. La chose est vraie, si le mariage est heureux, par contre une union déplaisante ou décevante aggrave presque toujours la maladie. Il vaut mieux recommander à la jeune mère de ne pas allaiter.

Quand la maladie est confirmée, il faut la traiter par les moyens dont on dispose, qui sont l'isolement, l'hypnotisme, la suggestion à l'état de veille, et l'hydrothérapie.

Pour cela, il est bon de s'adresser à un médecin spécialiste, celui-ci saura exiger que sa malade soit soustraite à l'influence, si néfaste souvent, de son entourage et de sa famille.

Pour les cas graves, il ne faudra pas hésiter

devant l'internement dans un établissement spécial où il sera peut-être nécessaire d'appliquer l'isolement rigoureux avec alitement dans une chambre close et obscure.

La durée de cet isolement est difficile à préciser. Il ne peut prendre fin que quand les accidents auront bien disparu.

Après quoi, on pourra permettre quelques visites courtes de personnes choisies par le médecin, des promenades et les distractions judicieuses.

L'hypnotisme ne manque pas de détracteurs. Il n'est utile que s'il est accompagné d'une suggestion. Actuellement on tend à s'en servir le moins possible, pour utiliser surtout la suggestion à l'état de veille qui n'est autre que la persuasion. Cette suggestion n'est pas dangereuse et donne de très bons résultats.

L'électrothérapie est parfois employée avec succès.

L'hydrothérapie rend les plus grands services; en général on donne des douches alternativement chaudes et froides. A défaut, on peut recourir à l'enveloppement de tout le corps dans un drap mouillé.

La gymnastique, le massage sont utiles pour compléter le traitement.

Si les bains de mer ne sont pas à recommander, par contre on peut prescrire une saison dans une station thermale comme Néris, Plombière, Lamalou et surtout Luxeuil.

Comme remèdes internes, toutes les drogues se valent, c'est-à-dire, qu'elles sont à peu près inagissantes.

Exception faite cependant pour le camphre et les valérianates.

On calmera l'agitation nerveuse en donnant toutes les heures, jusqu'à effet obtenu, les pilules suivantes :

Bromure de camphre	0 gr. 10
Poudre de cannabis.	0 gr. 05
Poudre de datura.	0 gr. 05

Pour une pilule n° 40

Le traitement de l'attaque est utile à connaître puisqu'il doit être appliqué en attendant la venue du médecin.

On placera la malade sur un lit ou sur un matelas, allongée, la tête basse, et on la débarrassera de tous vêtements capables d'exercer sur le corps la moindre constriction. Puis on cherchera à comprimer avec le poing fermé la région des ovaires. Cela n'est pas toujours facile, car les muscles du ventre offrent souvent une résistance très sérieuse.

Si ce moyen ne réussit pas, on mettra les pouces sur les yeux de façon à maintenir les paupières fermées, et on comprimera lentement sans violence, les globes oculaires. Il est bon de savoir que ce moyen est susceptible de provoquer le sommeil hypnotique. Si le sujet s'endort, on le laissera tranquille, goûter le sommeil pend   .t sept à huit heures au moins, dans une chambre aérée, paisible, obscure, loin du bruit. Après ce temps, il suffit de souffler sur les yeux pour amener le réveil.

Bien que les malades en état de crise, paraissent inconscients, il faut penser que presque toujours, ils entendent et comprennent, aussi doit-on leur parler, chercher à les apaiser et à les encourager. Il faut rejeter tout procédé de force ou d'intimidation que l'on voit souvent préconiser dans les vieux ouvrages de médecine. Dans ce cas la douceur vaut mieux que la violence, on répète au malade sans se lasser, que bientôt il va se sentir mieux, que ses membres vont redevenir souples et sa respiration calme, on lui met la main sur le front, on lui commande d'ouvrir les yeux, on lui caresse même un peu la tête. Il faut obtenir l'éloignement de l'entourage, le calme, le silence et la réduction des lumières.

Les diverses manifestations de l'attaque d'hystérie confirmée devront être laissées aux soins du médecin.

Attaques de nerfs. — Evanouissements. — Les femmes sont sujettes aux attaques de nerfs et aux évanouissements.

L'attaque de nerfs pure et simple est une manifestation d'hystérie plus ou moins franche. Je n'ai pas besoin de répéter ce que j'ai dit au chapitre précédent qui traite de l'hystérie. L'attaque de nerfs sera traitée comme l'attaque d'hystérie, le repos, le calme, la position allongée, avec les vêtements desserrés. C'est par la persuasion, les paroles douces, compatissantes, prononcées avec autorité que l'on guérit la crise. On donnera à boire de l'eau fraîche, un peu de sirop d'éther, on lavera le visage, les mains et la poitrine avec de l'eau très froide, on mettra au besoin des sinapismes aux mollets et c'est tout ce qu'il est permis de faire.

Les évanouissements que les médecins appellent des syncopes sont plus graves. Ils dénoncent un malaise sérieux. Ils peuvent être le symptôme annonciateur de maladies parfois bénignes, parfois inquiétantes.

Deux cas sont à distinguer : la malade a la figure blanche ou au contraire elle a la figure rouge, violacée.

Quand le visage est blanc, on doit coucher la malade le corps à l'aise, la tête plus basse que les pieds, sans souci du lieu où l'on se trouve, sur le sol nu si l'on ne peut pas faire autrement. Pas d'autres soins que de veiller à ce que les curieux ne viennent pas s'approcher pour donner des conseils le plus souvent ridicules car ils enlèvent l'air nécessaire à la malade. On attendra ainsi qu'un médecin puisse venir.

Si la face est congestionnée, on assoiera la malade dans un fauteuil, le corps droit, la tête haute. On éloignera également les curieux. En attendant le médecin, on peut donner un bain de pied sinapisé ou mettre des sinapismes sur les mollets.

Dans les deux cas, il ne faudra rien donner à boire, pas d'eau, rien je le répète, on résistera aux sollicitations de l'entourage et surtout pour rien au monde, on n'acceptera de faire boire un cordial, car il s'agit toujours de liqueurs alcooliques très fortes et dangereuses.

St-Denis. — Imp. J. Dardaillon

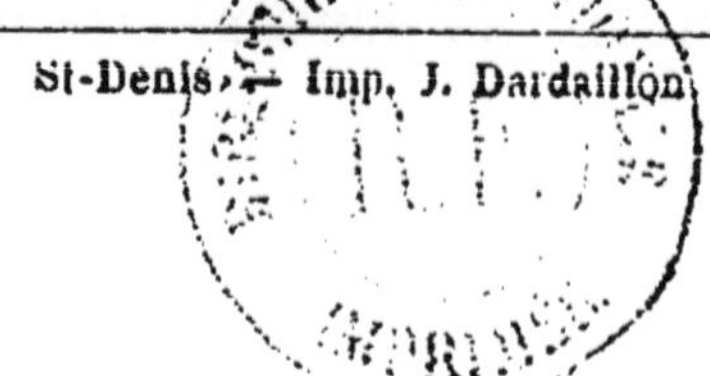

LE MARIAGE

Amour et Hygiène
Les Organes génitaux
La Génération :: ::

PAR LE
Docteur JAF

Sous ce titre vient de paraître un ouvrage incomparable. Véritable guide médical populaire, il doit figurer entre les mains de tous les gens mariés, ou appelés à le devenir, désireux d'assurer leur bonheur intime, leur santé et celle de leur descendance. Il met à la portée de tous les connaissances les plus complètes sur la physiologie et l'hygiène de l'amour conjugal, de la virilité, des joies sexuelles, de la génération et tous les secrets de l'intimité séductrice et captivante.

————— TABLE DES MATIÈRES —————

I. Les rapports conjugaux. — II. Hymen.—Défloration.— Premiers rapports. — III. Chez lequel de l'homme ou de la femme, le plaisir est-il le plus vif? — IV. Préceptes hygiéniques sur les rapports conjugaux. — V. Régime de la procréation. — VI. Toilette intime. — VII. De la menstruation. —VIII. Impuissance dans le mariage.— IX. Excès vénériens. — X. De l'infidélité des femmes. — XI. Catéchisme conjugal. — XII. Catéchisme des amants. — XIII. Organes génitaux féminins. — XIV. Organes génitaux masculins. — XV. L'Ejaculation. — XVI. Anomalies des organes génitaux. — XVII. Nubilité et Puberté. — XVIII. L'Instinct sexuel. — XIX. Génération. — Conception. — XX. — Le Coït. XXI. L'Ovulation. — XXII. Le rôle des Spermatozoïdes. — XXIII. Lois générales de la Fécondation. — XXIV. Peut-on avoir plusieurs pères? — XXV. Hérédité. — Les Jumeaux. — La Superconception.

Un beau volume.. . . . . . . 6 francs
Franco recommandé. . . . 6 fr. **75**

www.ingramcontent.com/pod-product-compliance
Ingram Content Group UK Ltd.
Pitfield, Milton Keynes, MK11 3LW, UK
UKHW021920070726
13614UKWH00001B/143